U0278167

北京市惠民医药卫生事业发展基金会 ◎ 组织编写

常见病中成药临床合理使用丛书
内分泌科 分册

丛书主编◇张伯礼 高学敏

分册主编◇杨晓晖

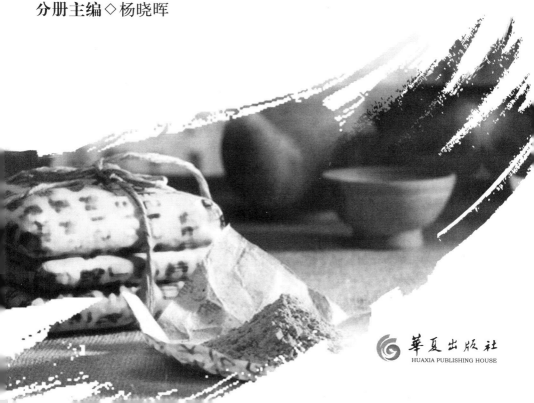

华夏出版社
HUAXIA PUBLISHING HOUSE

常见病中成药临床合理使用丛书
编委会名单

总 策 划　惠鲁生

主　　编　张伯礼　高学敏

专家顾问（以姓氏笔画为序）

马　融　冯兴华　安效先　刘清泉

孙树椿　肖承悰　李曰庆　李书良

李乾构　李博鉴　林　兰　季绍良

陈淑长　姜　坤　姜良铎　聂莉芳

晁恩祥　钱　英　高建生

编　　委　钟赣生　张德芹　王　淳　王　茜

金　轶

《内分泌科分册》编委会名单

主　编　杨晓晖
副主编　魏军平　易京红　于秀辰
编　委　孙宏峰　张　力　吴淑馨
　　　　吴　瑞　叶　青　孟艳娇
　　　　赵　谏　张　英

杨晓晖　男，医学博士，主任医师、教授、博士生导师，第三批全国名中医学术继承人。现任北京中医药大学东方医院党委副书记、副院长。从事糖尿病及其并发症中医药治疗的基础和临床研究20余年。主持和参与省部级以上课题近20项，获国家科技进步奖、中华中医药学会科技进步奖、国家教育部科技成果奖、中国高校科学技术奖等共计7项。发表论文近50篇，主编、参编著作共28部。

序

  中医药作为我国重要的医疗卫生资源，与西医药优势互补，相互促进，共同维护和增进人民健康，已经成为中国特色医药卫生事业的重要特征和显著优势。中医药临床疗效确切、预防保健作用独特、治疗方式灵活多样、费用较为低廉，具有广泛的群众基础。基层是中医药服务的主阵地，也是中医药赖以生存发展的根基，切实提高城乡基层中医药服务能力和水平，有利于在深化医改中进一步发挥中医药作用，为人民群众提供更加优质的中医药服务。

  近年来，北京市惠民医药卫生事业发展基金会致力于"合理使用中成药"公益宣传活动，继出版《中成药临床合理使用读本》、《常见病中成药合理使用百姓须知》之后，又出版《常见病中成药临床合理使用丛书》，旨在针对常见病、多发病，指导基层医务工作者正确使用中成药，并可供西医人员学习使用，以实现辨证用药、安全用药、合理用药。

  相信该丛书的出版发行，有利于促进提升城乡基层中医药服务能力和水平，推动中医药更广泛地进乡村、进社会、进家庭，让中医药更好地为人民健康服务。

王国强

2014 年 2 月 20 日

前言 Preface

　　为了配合推进国家医疗制度改革、深入贯彻国家基本药物制度、更好地促进国家基本药物的合理应用，北京市惠民医药卫生事业发展基金会基于"合理使用中成药"宣传公益活动项目，组织编著了《常见病中成药临床合理使用读本》系列丛书，该丛书是继《中成药临床合理使用读本》之后的又一力作。内分泌分册选择内分泌系统临床常见病和多发病之糖尿病、甲状腺功能亢进症、高脂血症和痛风，以西医病名为纲、中医证候为目，详细介绍这些病种的中成药辨证论治规律和方法，很好地体现辨病论治与辨证论治相结合的原则。既有传统中医理论的指导，又有现代应用研究的支持，为临床合理使用中成药提供了确切的依据。

　　该丛书以《国家基本药物目录》、《国家基本医疗保险、工伤保险和生育保险药品目录》及《中华人民共和国药典》的品种为依据，选择疗效确切的中成药。内分泌分册4个病种所选用的中成药均是在辨证论治指导下进行选择的，基本上囊括了糖尿病、甲状腺功能亢进症、高脂血症和痛风4个病种的有关证型临床最常用的品种，覆盖面广，兼顾临床常见的多种证型，均具有丰富的临床使用价值。其中，多数中成药附有大量的疗效、不良反应等临床研究报道，以及病理、毒理研究报道，具有疗效确切、副作用少等特点，在改善临床症状、提高生命质量等方面作用突出。为便于全面掌握所选用的中成药知识，该书详细介绍了所选中成药品种的处方、功能与主治、用法与用量、注意事项、药理毒理、临床报道等内容，并附有常用中成药简表，条目清晰，查阅方便。

该书以临床实用为特点，以安全合理使用中成药为宗旨。针对当前 70% 的中成药为西医大夫所开具的现状，主要面向西医大夫和广大基层医务工作者，以西医病名为纲，密切结合临床，详述常见证型及中成药辨证选用规律，大大提高广大医生学中医药、懂中医药、用中医药的能力。该书的刊行将为促进中成药的合理使用、提升患者健康水平、推动中医药事业的发展做出新的贡献！

杨晓晖

2014 年 12 月

目录 Contents

糖尿病

糖尿病是由于体内胰岛素的相对或绝对不足而引起糖、脂肪和蛋白质代谢紊乱的全身慢性代谢性疾病，以慢性血葡萄糖（简称"血糖"）水平增高为特征。临床表现早期无症状，发展到症状期则出现多尿、多饮、多食、疲乏、消瘦等症。

根据 WHO 糖尿病专家委员会提出的病因学分型标准，糖尿病可分为 1 型糖尿病、2 型糖尿病、特殊类型糖尿病、妊娠糖尿病等，其中 2 型糖尿病占 90% 以上。长期的代谢紊乱可导致眼、肾、神经、心脏、血管等功能进行性减退及衰竭，病情严重或应激时可发生糖尿病酮症酸中毒、高血糖高渗状态等急性严重代谢紊乱。本病可使患者生活质量下降、寿命缩短、病死率增高，因而需要积极防治。

在治疗方面，现代医学强调糖尿病治疗的早期性和长期性，以及治疗措施个体化的原则。在饮食、运动基础上的药物治疗为本病的主要治疗手段。药物治疗包括口服降糖药以及胰岛素应用两个部分。

根据本病多食、多饮、多尿、消瘦的临床特点，属于中医学"消渴"的范畴，其主要的病变脏腑为肺、胃、肾，病机主要在于阴津亏虚、燥热偏盛，以阴虚为本，燥热为标。

一、中医病因病机分析及常见证型

中医学认为，消渴病的病因比较复杂，主要包括禀赋不足、饮食失节、情志失调、劳欲过度等几个方面。早在春秋战国时代，中医学就已认识到先天禀赋不足是引起消渴病的重要内在因素，其中阴虚体质最易发本病；长期过食肥甘，醇酒厚味，辛辣香燥，损伤脾胃，可致脾胃运化失职，积热内蕴，化燥伤津，消谷耗液，发为消渴；长期过度的精神刺激可致肝郁日久化热，火热内燔，消灼肺胃阴津而发为消渴；若房事不节，劳欲过度，肾精亏损，虚火内生，终致肾虚肺燥胃热俱现，发为消渴。本病病机在于阴津亏虚、燥热偏盛，以阴虚为本，燥热为标；病变的主要脏腑在肺、胃、肾，以肾为关键。传统中医学根据多尿、多饮、多食这"三多"症状轻重不同，将本病分为上、中、下三消，临床常见证型有肺热津伤证（上消）、胃热炽盛证（中消）、气阴亏虚证（中消）、肾阴亏虚证（下消）、阴阳两虚证（下消）。现代临床中，常以临证的本虚标实为基础，结合病位辨证分型。其中，肺热津伤与胃热炽盛常相伴而见，统归为"阴虚热盛证"。此外，消渴病是一种累及多个脏腑的疾病，影响气血的正常运行，加之病久气阴两虚，阴虚内热则耗伤津液，气虚则推行无力，使血行不畅而致血脉瘀滞，因此临床中气阴两虚又可兼见血脉瘀滞。

二、辨证选择中成药

1. 阴虚热盛证

【临床表现】口舌干燥，心烦畏热，口渴多饮，多食易饥，日渐消瘦，尿量频多，大便秘结，舌红苔黄，脉细滑数，或细弦数。

【辨证要点】口舌干燥，口渴多饮，多食易饥，尿频量多。

【病机简析】肺主气，为水之上源，敷布津液。肺受燥热所伤，肺不布津，则出现口渴多饮，口舌干燥等津液不足的表现。胃主腐熟水谷，脾主运化，为胃行其津液，脾胃受燥热所伤，胃火炽盛，脾阴不足，则多食易饥，心烦畏热。水谷精微不能濡养肌肉，故形体日渐消瘦。津液失布而直趋下行，随小便排出体外，故小便频数量多。胃火炽盛，津液亏虚，肠道干涩，则大便秘结。

【治法】养阴清热，生津止渴。

【辨证选药】可选玉泉丸、金芪降糖片、消渴康颗粒、糖尿灵片、降糖胶囊、沙梅消渴胶囊。

此类中成药的组方常以天花粉、葛根、生地黄等清热生津，知母、麦冬、五味子养阴生津，黄连清热燥湿，从而起到良好的养阴清热，生津止渴的作用。

2. 气阴两虚证

【临床表现】咽干口燥，倦怠乏力，多食易饥，口渴喜饮，气短懒言，五心烦热，心悸失眠，溲赤便秘，舌红少津，苔薄或花剥，脉细数无力，或细而弦。

【辨证要点】咽干口燥，倦怠乏力，多食易饥，口渴喜饮，气短懒言。

【病机简析】消渴病日久，燥热耗气伤津，久则成气阴两虚，阴津亏虚则口燥咽干，口渴多饮。胃火炽盛，脾阴不足，则多食易饥。气虚机体失于濡养，则倦怠乏力，气短懒言。阴虚心失所养，则心悸失眠。虚热内盛，则五心烦热，溲赤便秘。

【治法】益气养阴。

【辨证选药】可选消渴丸、生脉饮（颗粒、胶囊）、参芪降糖颗粒（胶囊、片）、十味玉泉胶囊、渴乐宁胶囊、降糖甲片、津力达颗粒、天麦消渴片、参精止渴丸、降糖舒胶囊、糖尿乐胶囊、消渴灵片、枸杞消渴胶囊、葛芪胶囊、绛糖宁胶囊、山药参芪丸。

此类中成药的组方常以人参、黄芪、茯苓等益气健脾，天花粉、生地黄、葛根等生津止渴，太子参、知母、麦冬、五味子、黄精等养阴清热，黄连清热燥湿，从而起到良好的益气养阴的作用。

3. 气阴两虚夹瘀证

【临床表现】咽干口燥，倦怠乏力，多食易饥，口渴喜饮，面色晦暗，气短懒言，五心烦热，心悸失眠，胸中闷痛，肢体麻木或刺痛，溲赤便秘，舌红少津，舌质暗，有瘀斑，脉细数无力，或细而弦。

【辨证要点】咽干口燥，倦怠乏力，肢体麻木或刺痛，口渴喜饮，气短懒言。

【病机简析】消渴病日久，燥热耗气伤津，久则气阴两虚，阴津亏虚则口燥咽干，口渴多饮。胃火炽盛，脾阴不足，则多食易饥。气虚机体失于濡养，则倦怠乏力，气短懒言。阴虚心失所养，则心悸失眠。虚热内盛，则五心烦热，溲赤便秘。阴虚内热，耗伤津液，亦使血行不畅而致血脉瘀滞，阻于清窍，则面色晦暗；阻于肢体筋脉，则肢体麻木或刺痛。

【治法】益气养阴，活血通络。

【辨证选药】可选消渴安胶囊、芪蛭降糖胶囊（片）、愈三消胶囊、养阴降糖片、糖脉康颗粒、通脉降糖胶囊。

此类中成药的组方常以人参、黄芪等益气健脾，生地黄、葛根等清热生津，麦冬、五味子、黄精、玉竹、枸杞子等养阴生津，丹参、牛膝、赤芍等活血通络，从而起到良好的益气养阴，活血通络的作用。

4. 肾阴亏虚证

【临床表现】尿频量多，混浊如脂膏，或尿甜，腰膝酸软，乏力，头晕耳鸣，口干唇燥，皮肤干燥，瘙痒，舌红少苔，脉细数。

【辨证要点】尿频量多，混浊如脂膏，或尿甜，腰膝酸软。

【病机简析】肾为先天之本，主藏精而寓元阴元阳。肾阴亏虚，肾失濡养，开阖固摄失权，则水谷精微直趋下泻，随小便排出体外，故尿频量多，混浊如脂膏，或尿甜。肾阴亏虚，腰府失养，则腰膝酸软，乏力。阴虚内热，相火妄动，则口干唇燥。阴精亏损，头窍失养，则头晕耳鸣；肌肤失养，则皮肤干燥、瘙痒。

【治法】滋阴固肾。

【辨证选药】六味地黄丸（颗粒、胶囊）、知柏地黄丸、麦味地黄丸（口服液）、左归丸。

此类中成药的组方常以熟地黄、山萸肉、山药等滋补肾阴，泽泻、丹皮、茯苓等防止滋腻过度，从而起到良好的滋阴固肾的作用。

5. 阴阳两虚证

【临床表现】小便频数，混浊如膏，甚至饮一溲一，面容憔悴，耳轮干枯，腰膝酸软，四肢欠温，畏寒肢冷，阳痿或月经不调，舌苔淡白而干，脉沉细无力。

【辨证要点】小便频数，混浊如膏，甚至饮一溲一，舌苔淡白而干，脉沉细无力。

【病机简析】消渴病若病程日久，阴伤气耗，阴损及阳，致阴阳俱虚。其中以肾阳虚及脾阳虚较为多见。肾失濡养，开阖固摄失权，水谷精微直趋下泻，随小便排出体外，故尿频量多，混浊如脂膏，或尿甜。阳虚阴寒内盛，则肢体欠温，畏寒肢冷，面容憔悴黧黑。真阴衰竭，腰府、外窍失养，则腰膝酸软，耳轮干枯。

【治法】滋阴温阳，补肾固摄。

【辨证选药】金匮肾气丸（片）、右归丸。

此类中成药的组方常以熟地黄、山萸肉、山药等滋补肾阴，泽泻、丹皮、茯苓等防止滋腻过度，附子、肉桂补肾温阳，从而起到良好的补肾温阳，阴阳并补的作用。

三、用药注意

临床选药必须以辨证论治的思想为指导，针对不同证型，选择与其相对证的药物，才能收到较为满意的疗效。要注意询问患者有无正服用的药物及品种。对重症病例应合用西药降糖药物，以防病情加重，对于合并急性并发症患者须综合考虑，慎重下药。另外，用药期间，特别是联合其他西药降糖药时，要及时监测血糖，避免发生低血糖反应；还须提醒患者避风寒，防重型感冒，忌烟酒；药物治疗须在控制饮食、运动锻炼的基础上进行。药品贮藏宜得当，存于阴凉干燥处，若药品性状发生改变时禁止使用。对于具体药品的饮食禁忌、配伍禁忌、妊娠禁忌、证候禁忌、病证禁忌、特殊体质禁忌、特殊人群禁忌等，各药品具体内容中均有详细介绍，用药前务必仔细阅读。

附一

治疗糖尿病的常用中成药药品介绍

（一）阴虚热盛证常用中成药品种

玉泉丸

【处方】葛根、天花粉、地黄、麦冬、五味子、甘草。

【功能与主治】养阴生津，止渴除烦，益气和中。用于治疗因胰岛功能减退而引起的物质代谢、碳水化合物代谢紊乱，血糖升高之糖尿病（亦称"消渴症"），肺胃肾阴亏损，热病后期。

【用法与用量】口服。一次 6g，一日 4 次；7 岁以上小儿一次 3g，3 ~ 7 岁小儿一次 2g。

【禁忌】孕妇忌用。

【注意事项】

1．服药期间，忌食辛辣食物。

2．有实热者慎用。

3．阴阳两虚消渴者慎用。

4．避免长期的精神紧张，应进行适当的体育活动。

5．定期复查血糖。

6．病情已到消瘅期（糖尿病并发症期）者慎用。

7．高血压、心脏病、肝病、肾病等慢性病严重者慎用。

【规格】每 10 丸重 1.5g。

【贮藏】密闭，防潮。

【药理毒理】玉泉丸具有降血糖、调节脂代谢等作用。

·**降血糖作用**　玉泉丸对肾上腺素性高血糖大鼠模型先预防给药再皮下注射给药，以及对四氧嘧啶性高血糖大鼠模型口服给药 1 个月，均能明显降低大鼠血糖水平，显示了玉泉丸治疗糖尿病的药理学基础[1]。

·**调节脂代谢作用**　玉泉丸对四氧嘧啶性高血糖大鼠升高的血清胆固醇具有明显的下降作用。动物实验表明：长期服药后，对机体的脂代谢有一定的调节作用。这种降脂药理作用可防止糖尿病患者并发心血管病，阻止胰岛素的抗性增加，有利于控制患者的血糖水平[1]。

【参考文献】

[1] 尹才渊，陈春秀，蒋渝，等．玉泉丸治疗糖尿病的实验研究 [J]．中成药研究，1982，（4）：27-29．

金芪降糖片

【处方】 黄连、黄芪、金银花。

【功能与主治】 清热益气。用于消渴病气虚内热证，症见口渴喜饮，易饥多食，气短乏力。轻、中度 2 型糖尿病见上述证候者。

【用法与用量】 饭前半小时口服。一次 7～10 片，一日 3 次，2 个月为一个疗程，或遵医嘱。

【注意事项】

1．非气虚兼内热证者慎用。

2．服用期间应控制饮食，坚持运动治疗。

3．服用期间如联合其他西药降糖药时，要及时监测血糖，避免发生低血糖反应。

4．定期复查血糖，监测肝肾功能。

5．高血压、心脏病、肝病、肾病等慢性病严重者以及孕妇应在医师指导下服用。

【规格】 每片素片 0.42g。

【贮藏】 密封，防潮于阴凉干燥处。

【药理毒理】 金芪降糖片具有改善糖代谢、改善胰岛素抵抗、抑制炎性因子表达、保护血管内皮损伤等作用。

·改善糖代谢作用 金芪降糖片使正常小鼠的血糖降低 18.8%（$P < 0.01$），肝糖原含量增加 69.1%（$P < 0.01$），但无

升高血浆胰岛素水平的作用。此外，金芪降糖片还可明显改善高血糖动物的异常葡萄糖耐量，其血糖曲线下面积明显减少，并使四氧嘧啶高血糖小鼠的高血乳酸水平降低 44.2%（$P < 0.05$）[1]。

· **改善胰岛素抵抗作用** 动物实验表明，金芪降糖片可提高本身具有胰岛素抵抗的自发性 2 型糖尿病 KK^{Ay} 小鼠以及氢化可的松诱发的胰岛素抵抗小鼠对外源性胰岛素的反应性，使 KK^{Ay} 小鼠血浆胰岛素水平下降 43.4%，胰岛素敏感指数上升 76.5%，提示金芪降糖片在治疗糖尿病的同时，可能有益于与胰岛素抵抗有关的其他疾病的防治。此外，金芪降糖片改善胰岛素抵抗的机制也可能与抑制胰岛素抵抗大鼠肝脏固醇元件结合蛋白质 1c 的过度表达及降低血清肿瘤坏死因子 a 与瘦素水平有关[1-2]。

· **改善脂质代谢作用** 金芪降糖片能使灌胃花生油的高血糖小鼠血甘油三酯水平下降 75.6%（$P < 0.01$），使高糖高脂喂养大鼠的血甘油三酯水平下降 39%（$P < 0.01$），并使患脂肪肝动物的甘油三酯含量降低 40%（$P < 0.05$），接近于正常动物水平[1]。

· **抑制炎性因子表达和保护血管内皮损伤作用** 2 型糖尿病患者所伴发的高胰岛素血症能增强 MMP-9 的活性，增加心血管危险。金芪降糖片可降低糖尿病大鼠血清 MMP-9 活性，下调外周血单核细胞中 MMP-9 mRNA 和蛋白的表达，提示金芪降糖片在降低血糖之外还可抑制炎性因子的表达。此外，金芪降糖片可以通过清除自由基的产生，改善脂质过氧化及缺氧再氧合造成的内皮细胞功能损伤[3-5]。

· **增强免疫功能作用** 研究发现，金芪降糖片能增加经绵羊红细胞免疫后的 615 雄性小鼠体内的溶血素生成（$P < 0.02$），并可防止氢化可的松诱导的小鼠胸腺和脾脏的萎缩（$P < 0.05$，

$P < 0.001$），提示金芪降糖片对体液免疫和细胞免疫功能均有增强作用[1]。

【参考文献】

[1] 申竹芳.金芪降糖片抗糖尿病的药理作用基础 [J].国外医学内分泌学分册，2004，24（3）：215-216.

[2] Sun N，Cui JQ，Gao ZH，*et al*. The effect of Jinqi Jiangtang Pian on SREBP-lc mRNA expression in liver of insulin-resistant rats. Tianjin Yi Yao. 2010，38（8）：696-699.

[3] Kappert K，Meyborg H，Clemenz M，*et al*. Insulin facilitates monocyte migration：a possible link to tissue inflammation in insulin-resistance Biochem Biopbys Res Commun. 2008，365（3）：503-508.

[4] 王浩，申琳，王志国，等.金芪降糖片对糖尿病大鼠血清基质金属蛋白酶9水平和外周血单核细胞基质金属蛋白酶9表达的影响 [J].中西医结合学报，2011，9（4）：442-445.

[5] 范朝华，杨宏杰，张丹，等.金芪降糖片对血管内皮细胞损伤影响的研究 [J].中成药，2008，30（11）：1685-1687.

消渴康颗粒

【处方】 石膏、知母、生地黄、麦冬、天花粉、玉竹、玄参、牛膝、丹参、泽泻、党参、山茱萸、枇杷叶、南五味子。

【功能与主治】 清热养阴，生津止渴。用于2型糖尿病阴虚热盛型。症见口渴喜饮，消谷易饥，小便频数，急躁易怒，怕热心烦，大便干结等。

【用法与用量】 餐前温开水冲服。一次1袋，一日3次。30

天为一疗程。

【禁忌】孕妇忌用。

【注意事项】

1．忌烟、酒及辛辣、糖类食物。

2．服用期间应控制饮食，坚持运动治疗。

3．定期复查血糖，监测肝肾功能。

4．服用期间如联合其他西药降糖药时，要及时监测血糖，避免发生低血糖反应。

5．不适用于脾胃阳虚，表现为遇寒则胃脘作痛，喜热饮食者。

6．高血压、心脏病、肝病、肾病等慢性病严重者应在医师指导下服用。

【规格】每袋装 9g。

【贮藏】密封，防潮，避光。

糖尿灵片

【处方】天花粉、葛根、生地黄、麦冬、五味子、甘草、糯米（炒黄）、南瓜粉。

【功能与主治】养阴滋肾，生津止渴，清热除烦，降低尿糖。用于轻中度糖尿病。

【用法与用量】口服。一次 4～6 片，一日 3 次。

【禁忌】孕妇忌用。

【注意事项】

1．忌烟、酒及辛辣、糖类食物。

2．阴阳两虚消渴者慎用。

3．高血压、心脏病、肝病、肾病等慢性病严重者应在医师指导下服用。

4．对重症病例应合用其他降糖药物，以防病情加重。

5．服用过程中应监测血糖，特别是与西药降糖药合用过程中，防止出现低血糖反应。

【规格】 每片重 0.3g。

【贮藏】 密封。

【药理毒理】 糖尿灵片具有降糖作用。糖尿灵可使四氧嘧啶致糖尿病大、小鼠的血糖值降低，对糖耐量试验亦有影响，可提高糖耐量，说明该药具有降糖作用[1]。

【参考文献】

[1] 李淑芳，鲍淑娟，孙光春．糖尿灵降血糖作用的实验研究[J].贵阳中医学院学报，1997，19（4）：62-63.

降糖胶囊

【处方】 人参、知母、三颗针、干姜、五味子、人参茎叶皂苷。

【功能与主治】 清热生津，滋阴润燥。用于消渴症，多饮、多尿、多食、消瘦、体倦无力及全身综合征。

【用法与用量】 口服。一次 4～6 粒，一日 3 次。

【注意事项】

1．服药期间，忌食辛辣食物。

2．定期复查血糖。

3．病情已到消瘅期（糖尿病并发症期）者慎用。

4．高血压、心脏病、肝病、肾病等慢性病严重者须在医师指导下服用。

5．孕妇慎用。

【规格】每粒装 0.3g。

【贮藏】密封。

【药理毒理】降糖胶囊具有降血糖、改善脂代谢紊乱及胰岛素抵抗等作用。

· **降血糖作用**　降糖胶囊对多种实验性高血糖模型均具有降糖作用，对正常大鼠血糖及血清胰岛素含量则无明显影响[1]。

· **改善脂代谢紊乱及胰岛素抵抗作用**　降糖胶囊干预 2 型糖尿病大鼠 4 周后，大鼠游离脂肪酸、总胆固醇、三酰甘油、高密度脂蛋白胆固醇、低密度脂蛋白胆固醇、丙二醛（MDA）含量均降低，肝糖原含量、超氧化物歧化酶活性、C 肽含量及胰岛素敏感指数均升高，提示降糖胶囊能明显改善血脂代谢紊乱，提高肝脏及外周组织胰岛素敏感性，改善胰岛素抵抗[2]。

【参考文献】

[1] 刘兵，杨春梅，徐华丽，等 . 降糖胶囊对大鼠实验性高血糖的影响 [J]. 武警医学，2005，16（6）：414.

[2] 王宏，于晓风，曲绍春，等 . 降糖胶囊对 2 型糖尿病大鼠模型胰岛素抵抗的改善作用 [J]. 中国老年学杂志，2010，30（24）：3725-3726.

沙梅消渴胶囊

【处方】肾茶、牛蒡子、沙参、乌梅、白芍、知母、僵蚕。

【功能与主治】养阴润燥，生津止渴。用于阴虚内热所致的消渴，以及 2 型糖尿病见上述证候者。

【用法与用量】口服。一次 2 粒，一日 3 次。饭后服用。

【注意事项】

1．忌烟、酒及辛辣、糖类食物。

2．服用期间应控制饮食，坚持运动治疗。

3．定期复查血糖，监测肝肾功能。

4．服用期间如联合其他西药降糖药时，要及时监测血糖，避免发生低血糖反应。

5．高血压、心脏病、肝病、肾病等慢性病严重者应在医师指导下服用。

【规格】 每粒装 0.4g。

【贮藏】 密封。

（二）气阴两虚证常用中成药品种

消渴丸

【处方】 葛根、地黄、黄芪、天花粉、玉米须、南五味子、山药、格列本脲。

【功能与主治】 滋肾养阴，益气生津。用于气阴两虚所致的消渴病，症见多饮，多尿，多食，消瘦，体倦乏力，眠差，腰痛；2型糖尿病见上述证候者。

【用法与用量】 口服。一次 5 ~ 10 丸，一日 2 ~ 3 次。饭前用温开水送服。或遵医嘱。

【禁忌】 对本品过敏者禁用。

【注意事项】

1．消渴期到消瘅期（糖尿病并发症期），肝肾功能不好者不宜服用。

2．本品含格列本脲，不良反应、禁忌及药物相互作用等项内容参阅格列本脲的有关规定。

3．本品服用不当，可能会产生低血糖反应，应予注意，如发生低血糖应立即停药，并请医生处理。

4．本品与长效磺胺、保泰松、四环素、氯霉素、单胺氧化酶抑制剂等合用，可增强降血糖作用。

5．用药期间应定期测定血糖和肝、肾功能，血常规。

6．体质虚弱、高热、老年患者及非成年人慎用。

【规格】丸剂：每 10 丸重 2.5g（含格列本脲 2.5mg）。

【贮藏】密封，防潮。

【药理毒理】消渴丸有降血糖、调整胰岛分泌功能、增加肝糖原含量、减少优降糖（格列本脲）副作用、改善临床症状、抑制 α - 糖苷酶活性等作用。

·**降血糖作用**　对糖尿病大鼠给予不同剂量消渴丸灌胃治疗后，其血糖明显下降，明显优于格列本脲及消渴丸中纯中药成分单独给药，具有更好的降糖作用[1]。

·**调整胰岛分泌功能和增加肝糖原含量的作用**　对糖尿病大鼠灌服消渴丸后，大鼠血清胰岛素分泌增加；同时，胰高血糖素分泌减少。进一步对照试验表明，其促进胰岛素分泌增加主要为格列本脲片的药理作用，而抑制胰高血糖素分泌为其组成中纯中药成分的药理作用[1]。

·**减少优降糖（格列本脲）副作用和改善临床症状的作用**消渴丸可以使糖尿病大鼠体重增加，饮水量和尿量均减少；同时，其纯中药成分可以防止格列本脲片削弱机体非特异性免疫功能所致的体质下降，因而迅速缓解糖尿病临床"三多一少"症状，增强体质[1]。

·**对 α - 糖苷酶活性的抑制作用**　通过消渴丸作用于从 Wistar

小鼠体内提取的 α-葡萄糖苷酶液以测定对其作用的实验表明，消渴丸对 α-葡萄糖苷酶活性具有很好的抑制作用，其中药成分和全药的抑制率均显著高于格列本脲，同时全药的抑制率低于中药成分，说明该作用为其中药成分的药理作用[2]。

【参考文献】

[1] 吴清和，李育浩，李茹柳，等.消渴丸药理学研究 [J]. 新中医，1993，（7）：51-54.

[2] 钱瑾，黎明，吴嘉瑞，等.消渴丸中药成分对 α-葡萄糖苷酶抑制作用的研究 [J]. 中国实验方剂学杂志，2012，18（7）：173-175.

生脉饮（颗粒、胶囊）

【处方】 红参、麦冬、五味子。

【功能与主治】 益气复脉，养阴生津。用于气阴两亏，心悸气短，脉微自汗。

【用法与用量】

合剂：口服。一次 10ml，一日 3 次。

颗粒剂：开水冲服。规格（1）一次 2g，一日 3 次；规格（2）一次 10g，一日 3 次。

胶囊：口服。规格（1）、（2）一次 3 粒，一日 3 次。

【注意事项】

1．忌不易消化食物。

2．暑热等病热邪尚盛者，咳而尚有表证未解者不宜服用。

3．感冒发热病人不宜服用。

4．服用本品时，不宜服用藜芦、五灵脂、皂荚或其制剂，不宜饮茶或食用萝卜。

5.脾胃虚弱、呕吐泄泻、腹胀便溏、咳嗽痰多者慎用。

6.糖尿病患者及有高血压、心脏病、肝病、肾病等慢性病严重者应在医师指导下服用。

7.心悸气短严重者应去医院就诊。

8.服药4周症状无缓解,应去医院就诊。

【规格】

合剂:每支装 10ml。

颗粒剂:(1)每袋装 2g;(2)每袋装 10g。

胶囊:(1)每粒装 0.3g;(2)每粒装 0.35g。

【贮藏】 密封,置阴凉处。

参芪降糖颗粒(胶囊、片)

【处方】 人参茎叶皂苷、五味子、黄芪、山药、地黄、覆盆子、麦冬、茯苓、天花粉、泽泻、枸杞子。

【功能与主治】 益气养阴,滋脾补肾。主治消渴症,用于2型糖尿病。

【用法与用量】

颗粒剂:口服。一次 1g,一日 3 次,一个月为一个疗程。效果不显著或治疗前症状较重者,一次用量可达 3g,一日 3 次。

胶囊:口服。一次 3 粒,一日 3 次,一个月为一个疗程。效果不显著或治疗前症状较重者,每次用量可达 8 粒,一日 3 次。

片剂:口服。一次 3 片,一日 3 次,一个月为一个疗程。效果不显著或治疗前症状较重者,每次用量可达 8 片,一日 3 次。

【注意事项】

1．有实热证者不宜服用，待实热证退后可服用。

2．阴阳两虚消渴者慎用。

3．服用期间应控制饮食、坚持运动治疗。

4．定期复查血糖，监测肝肾功能。

5．服用期间如联合其他西药降糖药时，要及时监测血糖，避免发生低血糖反应。

【规格】

颗粒剂：每袋装 3g。

胶囊：每粒装 0.35g。

片剂：每片重 0.35g。

【贮藏】 密封，防潮，置阴凉干燥处。

【药理毒理】 参芪降糖颗粒（胶囊、片）具有降血糖、保护肾脏等作用。

· **降血糖作用** 不同剂量的参芪降糖片均有降低肾上腺素升高血糖的作用，同时可使小鼠骨髓细胞胰岛素受体数目上升，对老龄小鼠胰岛素受体数目有恢复作用[1]。参芪降糖颗粒可显著降低链脲佐菌素诱导糖尿病大鼠的血糖水平，升高 C 肽含量，增加糖尿病大鼠的胰岛素水平，对糖尿病大鼠胰岛 B 细胞有明显保护作用[2]。

· **保护肾脏作用** 参芪降糖颗粒可使糖尿病肾病大鼠肾脏肥大指数降低，24h 尿蛋白、血尿素氮、血肌酐降低，肾组织 HIF-1α 和 HO-1 蛋白表达明显降低，对糖尿病肾病大鼠肾脏具有保护作用[3]。

【参考文献】

[1] 周丹，韩大庆，宋丽晶，等．参芪降糖片降血糖作用的研

究 [J]. 吉林中医药，1993，（5）：41.

[2] 狄灵，厉英倩，张薇 . 参芪降糖颗粒对实验性糖尿病大鼠胰岛 B 细胞、C 肽及血浆胰岛素释放的影响 [J]. 第四军医大学学报，2003，24（19）：1774-1776.

[3] 黄贤珍，杨亦彬 . 参芪降糖颗粒对糖尿病肾病大鼠肾组织缺氧诱导因子 -1α 表达的影响 [J]. 中国中西医结合肾病杂志，2001，12（1）：61-62.

十味玉泉胶囊

【处方】地黄、茯苓、甘草、葛根、黄芪、麦冬、人参、天花粉、乌梅、五味子。

【功能与主治】益气养阴，清热生津。用于气阴两虚之消渴病。症见气短乏力，口渴喜饮，易饥烦热。可作为 2 型糖尿病的辅助治疗药。

【用法与用量】口服。一次 4 粒，一日 4 次。

【注意事项】

1．有实热证者不宜服用，待实热证退后可服用。

2．服用本药期间忌食肥甘厚味、油腻食物。

3．阴阳两虚消渴者慎用。

4．定期复查血糖。

5．重症病例应合用其他降糖药物，防止病情加重。

【规格】每粒装 0.5g。

【贮藏】密封。

渴乐宁胶囊

【处方】 黄芪、黄精（酒炙）、地黄、太子参、天花粉。

【功能与主治】 益气养阴，生津。适用于气阴两虚型消渴病（2型糖尿病），症见口渴多饮，五心烦热，乏力多汗，心慌气短等。

【用法与用量】 口服。一次4粒，一日3次，3个月为一个疗程。

【注意事项】

1. 有实热证者禁用，待实热证退后可服用。

2. 阴阳两虚消渴者慎用。

3. 服用期间应控制饮食，坚持运动治疗。

4. 适用于2型糖尿病患者。

5. 定期复查血糖，监测肝肾功能。

6. 服用期间如联合其他西药降糖药时，要及时监测血糖，避免发生低血糖反应。

【规格】 每粒装0.45g。

【贮藏】 密封，置阴凉干燥处。

【药理毒理】 渴乐宁胶囊具有降血糖、改善体质等作用。

· **降血糖作用** 渴乐宁胶囊对正常小鼠有降血糖作用，对高血糖小鼠的降血糖作用更明显；可使B细胞增生，刺激胰岛素分泌，提高C肽水平；又可抑制肝糖原分解[1-2]。

· **改善体质作用** 渴乐宁胶囊能使糖尿病小白鼠体质量增加，饮水量减少，表明该药对糖尿病小白鼠体质有较好的恢复作用[2]。

【参考文献】

[1] 毕庶波，赛自模. 渴乐宁胶囊治疗糖尿病的作用和用法 [J].

山东医药，1995，（7）：50.

[2] 杨永鹏，黄维芝 . 渴乐宁胶囊的药效学研究 [J]. 现代中西医结合杂志，2007，16（20）：2826-2827.

降糖甲片

【处方】 黄芪、酒黄精、地黄、太子参、天花粉。

【功能与主治】 补中益气，养阴生津。用于气阴两虚型消渴症（2型糖尿病）。

【用法与用量】 口服。一次 6 片，一日 3 次。

【注意事项】

1．适用于 2 型糖尿病患者。

2．有实热证者不宜服用，待实热证退后可服用。

3．阴阳两虚消渴者慎用。

4．服用期间应控制饮食，坚持运动治疗。

5．定期复查血糖，监测肝肾功能。

6．服用期间如联合其他西药降糖药时，要及时监测血糖，避免发生低血糖反应。

【规格】 每片重 0.3g。

【贮藏】 密封。

【药理毒理】 降糖甲片具有降血糖作用。动物实验显示，降糖甲片对胰岛细胞受破坏的四氧嘧啶高血糖模型有显著降血糖作用，同时对体重增长也有恢复作用 [1-2]。

【参考文献】

[1] 龚彬荣，何忠平，方远书，等 . 降糖甲片的药效学实验 [J]. 实验动物科学与管理，2002，19（2）：45-46.

[2] 孙德珍，陈晓光，葛君涛. 降糖甲片对动物血糖的影响 [J]. 中药药理与临床，2006，（4）：77.

津力达颗粒

【处方】 人参、黄精、苍术（炒）、苦参、麦冬、地黄、制何首乌、山茱萸、茯苓、佩兰、黄连、知母、淫羊藿（炙）、丹参、葛根、荔枝核、地骨皮。

【功能与主治】 益气养阴，健脾运津。用于 2 型糖尿病气阴两虚证，症见口渴多饮，消谷易饥，尿多，形体渐瘦，倦怠乏力，自汗盗汗，五心烦热，便秘等。

【用法与用量】 开水冲服。一次 1 袋，一日 3 次。8 周为一疗程，或遵医嘱。

【注意事项】

1. 服用本药期间忌食肥甘厚味、油腻食物。

2. 定期复查血糖。

3. 对已经使用西药患者，可合并使用本品，并根据血糖情况，酌情调整西药用量。

4. 孕妇慎用。

【规格】 每袋装 9g。

【贮藏】 密闭，防潮，置阴凉干燥处（不超过 20℃）。

【药理毒理】 津力达颗粒具有保护胰岛 B 细胞的作用。津力达颗粒可使糖尿病大鼠空腹血糖（FBG）、糖化血红蛋白（HbA1c）等均降低；超氧化物歧化酶（SOD）、谷胱甘肽（GSH）活性升高，白介素（IL）-1β、肿瘤坏死因子 -α（TNF-α）和丙二醛（MDA）含量降低，胰岛素免疫阳性染色的面积增加，因而津力达颗粒对受损的糖尿病大鼠胰岛 B 细胞具有保护作用[1]。

【参考文献】

[1] 史婧丽，吴莹，宋玉萍，等.津力达颗粒对糖尿病大鼠胰岛 B 细胞的保护作用 [J].第二军医大学学报，2002，19（4）：45-46.

天麦消渴片

【处方】 天花粉、麦冬、五味子。

【功能与主治】 滋阴，清热，生津。可用于消渴病气阴两虚，阴虚内热证，症见口渴喜饮，消谷善饥，形体消瘦，气短乏力，自汗盗汗及五心烦热。

【用法与用量】 口服。一次 1 ~ 2 片，一日 2 次；最佳剂量：一次 2 片，一日 2 次（一月量）。

【注意事项】

1．服用本药期间忌食肥甘厚味、油腻食物。

2．阴阳两虚消渴者慎用。

3．服用期间应控制饮食，坚持运动治疗。

4．定期复查血糖。

5．孕妇慎用。

6．重型糖尿病患者应在医师指导下服用。

【规格】 每片重 0.12g（含吡考啉酸铬 1.6mg）。

【贮藏】 密封。

【药理毒理】 天麦消渴片具有降血糖、改善症状的作用。天麦消渴片中吡考啉酸铬与中药成分具有协同作用，具有通过提高胰岛素的敏感性，降低糖尿病大鼠血糖、改善糖尿病症状的功效[1-2]。

【参考文献】

[1] 刘红，刘凯，王树松，等．天麦消渴片对糖尿病大鼠降血糖作用机理的研究 [J]．河北中医，2007，29（7）：653-654.

[2] 任曙光，吴建华，巨英超．天麦消渴片对糖尿病模型大鼠血糖的影响 [J]．中医杂志，2011，52（19）：1679-1680.

参精止渴丸

【处方】红参、黄精、黄芪、白术、茯苓、葛根、五味子、黄连、大黄、甘草。

【功能与主治】益气养阴，生津止渴。用于气阴两亏，内热津伤所致的消渴，症见少气乏力，口干多饮，易饥，形体消瘦；2型糖尿病见上述证候者。

【用法与用量】口服。一次10g，一日2～3次。

【注意事项】

1．阴阳两虚消渴者慎用。

2．孕妇慎用。

3．服用期间忌食肥甘、辛辣食物，控制饮食，注意合理的饮食结构；忌烟酒。

4．避免长时间精神紧张，适当进行体育活动。

5．在治疗过程中，尤其是与西药降糖药联合用药时，要及时监测血糖，避免发生低血糖反应。

【规格】每100丸重7g。

【贮藏】密封。

降糖舒胶囊

【处方】人参、枸杞子、黄芪、葛根、山药、黄精、五味子、熟地黄、地黄、玄参、麦冬、知母、生石膏、天花粉、刺五加、益智仁、牡蛎、芡实、枳壳、丹参、荔枝核、乌药。

【功能与主治】益气养阴，生津止渴。用于气阴两虚所致的消渴病，症见口渴，多饮，多食，多尿，消瘦，乏力；2 型糖尿病见上述证候者。

【用法与用量】口服。一次 4～6 粒，一日 3 次。

【注意事项】

1．阴阳两虚消渴者慎用。

2．孕妇慎用。

3．应结合糖尿病饮食和体育运动进行综合治疗。

4．服用期间忌食肥甘、辛辣食物，控制饮食，注意合理的饮食结构；忌烟酒。

5．在治疗过程中，尤其是与西药降糖药联合用药时，要及时监测血糖，避免发生低血糖反应。

【规格】每粒装 0.3g。

【贮藏】密封。

糖尿乐胶囊

【处方】天花粉、山药、黄芪、红酒、地黄、葛根、枸杞、知母、天冬、茯苓、山茱萸、五味子、鸡内金（炒）。

【功能与主治】益气养阴，生津止渴。用于气阴两虚所致的消渴病，症见多食，多饮，多尿，消瘦，四肢无力。

【用法与用量】口服。一次 3 ~ 4 粒,一日 3 次。

【注意事项】

1．服用本药期间忌食肥甘、油腻、辛辣食物,控制饮食,注意合理的饮食结构,忌烟酒。

2．阴阳两虚消渴者慎用。

3．避免长期精神紧张,进行适量体育活动。

4．对重症病例,应合用其他降糖药物治疗,以防病情加重。

5．在治疗过程中,尤其是与西药降糖药联合用药时,要及时监测血糖,避免发生低血糖反应。

【规格】每粒装 0.3g。

【贮藏】密封。

【药理毒理】糖尿乐胶囊具有降血糖作用。糖尿乐胶囊对由葡萄糖、肾上腺所致的家兔高血糖有降低作用,对四氧嘧啶所致高血糖亦有降低作用[1]。

【参考文献】

[1] 王耀廷．新中成药便览．北京:北京科学技术出版社,1987,150.

消渴灵片

【处方】地黄、黄芪、枸杞子、天花粉、麦冬、红参、茯苓、石膏、黄连、五味子、牡丹皮。

【功能与主治】益气养阴,清热泻火,生津止渴。用于气阴两虚所致的消渴病,症见多饮,多食,多尿,消瘦,气短乏力;2 型轻型、中度糖尿病见上述证候者。

【用法与用量】口服。一次 8 片,一日 3 次。

【注意事项】

1. 服用本药期间忌食肥甘、油腻、辛辣食物，控制饮食，注意合理的饮食结构；忌烟酒。

2. 阴阳两虚消渴者慎用。

3. 避免长期精神紧张，进行适量体育活动。

4. 对重症病例，应合用其他降糖药物治疗，以防病情加重。

5. 在治疗过程中，尤其是与西药降糖药联合用药时，要及时监测血糖，避免发生低血糖反应。

【规格】

素片剂：每片重0.36g。

薄膜衣片剂：每片0.37g。

【贮藏】 密封。

【药理毒理】 消渴灵片具有降血糖、降血脂的作用。对实验性高血糖、高血脂家兔，消渴灵片能降低其血清中糖、脂含量；对糖尿病高血糖小鼠，本品能保护胰岛B细胞，促进B细胞修复和再生，促进B细胞释放胰岛素[1]。

【参考文献】

[1] 匡洪宇，张丽霞. 消渴灵对实验性糖尿病小鼠高血糖的防治作用. 中医药学报，1994，（1）：40.

枸杞消渴胶囊

【处方】 鲜枸杞子、鲜沙棘、地骨皮、山药、山楂、麦芽、黄芪。

【功能与主治】 益气养阴，生津止渴。用于气阴两虚所致消渴，2型糖尿病见上述证候者。

【用法与用量】口服。一次3粒，一日3次。

【注意事项】

1．服用本药期间忌食肥甘、油腻、辛辣食物，控制饮食，注意合理的饮食结构；忌烟酒。

2．阴阳两虚消渴者慎用。

3．对重症病例，应合用其他降糖药物治疗，以防病情加重。

4．在治疗过程中，尤其是与西药降糖药联合用药时，要及时监测血糖，避免发生低血糖反应。

【规格】每粒装0.3g。

【贮藏】密封。

葛芪胶囊

【处方】葛根、黄芪、夜关门、金荞麦、杜仲、淫羊藿、地黄、玄参、天花粉、人参。

【功能与主治】益气养阴，生津止渴。用于气阴两虚所致消渴病，症见倦怠乏力，气短懒言，烦热多汗，口渴喜饮，小便清长，耳鸣腰酸，以及2型糖尿病见以上症状者。

【用法与用量】口服。一次2～3粒，一日3次。

【注意事项】

1．服用本药期间忌食肥甘、油腻、辛辣食物，控制饮食，注意合理的饮食结构；忌烟酒。

2．对重症病例，应合用其他降糖药物治疗，以防病情加重。

3．在治疗过程中，尤其是与西药降糖药联合用药时，要及时监测血糖，避免发生低血糖反应。

【规格】每粒装0.4g。

【贮藏】密封。

绛糖宁胶囊

【处方】黄芪、地黄、天花粉、五味子、太子参、甘草、南瓜粉。

【功能与主治】益气养阴，生津止渴。用于糖尿病，症见多饮，多尿，多食，体倦无力，脉细数无力等。

【用法与用量】口服。一次 4～6 粒，一日 3 次。

【注意事项】

1．服用本药期间忌食肥甘、油腻、辛辣食物，控制饮食，注意合理的饮食结构；忌烟酒。

2．对重症病例，应合用其他降糖药物治疗，以防病情加重。

3．在治疗过程中，尤其是与西药降糖药联合用药时，要及时监测血糖，避免发生低血糖反应。

【规格】每粒装 0.4g。

【贮藏】密封。

山药参芪丸

【处方】广山药、西洋参、黄芪、天花粉、玉竹、地黄、北沙参、知母、山茱萸、麦冬、芒果叶、红花、丹参、荔枝核、番石榴叶、鸡内金、薄荷脑。

【功能与主治】益气养阴，生津止渴。用于消渴病，症见口干，多饮，精神不振，乏力属气阴两虚者。

【用法与用量】口服。一次 30 丸，一日 3 次。

【注意事项】

1. 服用本药期间忌食肥甘、油腻、辛辣食物，控制饮食，注意合理的饮食结构；忌烟酒。

2. 对重症病例，应合用其他降糖药物治疗，以防病情加重。

3. 在治疗过程中，尤其是与西药降糖药联合用药时，要及时监测血糖，避免发生低血糖反应。

【规格】 每 10 丸重 0.9g。

【贮藏】 密封。

（三）气阴两虚夹瘀证常用中成药品种

消渴安胶囊

【处方】 地黄、知母、黄连、地骨皮、枸杞子、玉竹、人参、丹参。

【功能与主治】 清热生津，益气养阴，活血化瘀。用于消渴病阴虚燥热兼气虚血瘀证。症见口渴多饮，多食易饥，五心烦热，大便秘结，倦怠乏力，自汗等。有一定的降血糖作用。

【用法与用量】 口服。一次 3 粒，一日 3 次，或遵医嘱。

【注意事项】

1. 阴阳两虚消渴者慎用。

2. 服用期间应控制饮食，坚持运动治疗。

3. 有凝血机制障碍、出血倾向者以及孕妇慎用。

4. 定期复查血糖，监测肝肾功能。

5. 服用期间如联合其他西药降糖药时，要及时监测血糖，避免发生低血糖反应。

【规格】每粒装 0.4g。

【贮藏】密封。

芪蛭降糖胶囊（片）

【处方】黄芪、地黄、黄精、水蛭。

【功能与主治】益气养阴，活血化瘀。用于 2 型糖尿病证属气阴两虚兼瘀者，症见口渴多饮，多尿易饥，体瘦乏力，自汗盗汗，面色晦暗，肢体麻木，舌暗有瘀斑等。

【用法与用量】

胶囊：口服。一次 5 粒，一日 3 次，疗程 3 个月。

片剂：口服。一次 5 片，一日 3 次，疗程 3 个月。

【禁忌】孕妇忌用。

【注意事项】

1．有凝血机制障碍、出血倾向者慎用。

2．阴阳两虚消渴者慎用。

3．服药期间忌食肥甘、辛辣食物，控制饮食，忌烟酒。

4．避免长期精神紧张，适量进行体育活动。

5．对重症病例，应合用其他降糖药物治疗，以防病情加重。

6．在治疗过程中，尤其是与西药降糖药物合用时，要及时监测血糖，避免发生低血糖反应。

【规格】

胶囊：每粒装 0.5g。

片剂：每片重 0.52g。

【贮藏】密闭、防潮。

愈三消胶囊

【处方】 黄芪、地黄、熟地黄、麦冬、天冬、玄参、五味子、淫羊藿（制）、丹参、红花、当归、黄连、红参、鹿茸、知母、党参、天花粉。

【功能与主治】 养阴生津，益气活血。用于轻、中度2型糖尿病属气阴两虚夹瘀证者，症见口渴喜饮，易饥多食，疲倦乏力，自汗盗汗，舌质暗、有瘀斑，脉细数等。

【用法与用量】 饭前口服。一次8粒，一日3次。疗程3个月或遵医嘱。

【不良反应】 少数患者服用后可出现上腹不适、恶心，一般可自行缓解。

【禁忌】 孕妇忌服。

【注意事项】

1. 病情属阴虚火旺者不宜服用。

2. 定期复查血糖。

【规格】 每粒0.4g。

【贮藏】 密闭、防潮。

【药理毒理】 愈三消胶囊具有降血糖、降血脂等作用。

· **降血糖作用** 愈三消胶囊能显著降低四氧嘧啶型糖尿病大鼠血糖水平[1]。

· **降血脂作用** 愈三消胶囊能显著降低四氧嘧啶型糖尿病大鼠血甘油三酯水平[1]。

· **毒理** 急性毒性实验及亚急性毒性实验，证实本药品对动物无毒、副作用，临床长期应用可保安全[1]。

【参考文献】

[1] 郭玉英.愈三消胶囊治疗糖尿病临床及实验研究 [J]. 医学研究通讯，1998，27（12）：12-13.

养阴降糖片

【处方】黄芪、党参、葛根、枸杞子、玄参、玉竹、地黄、知母、牡丹皮、川芎、虎杖、五味子。

【功能与主治】养阴益气，清热活血。用于糖尿病。

【用法与用量】口服。一次 8 片，一日 3 次。

【注意事项】

1．阴阳两虚消渴者慎用，孕妇慎用。

2．服药期间忌食肥甘、辛辣食物，控制饮食，忌烟酒。

3．避免长期精神紧张，适量进行体育活动。

4．对重症病例，应合用其他降糖药物治疗，以防病情加重。

5．在治疗过程中，尤其是与西药降糖药物合用时，要及时监测血糖，避免发生低血糖反应。

【规格】每片 0.35g。

【贮藏】密封，防潮。

【药理毒理】养阴降糖片具有降血糖、改善高黏滞血症等作用。

·**降血糖作用** 给 SD 雄性大鼠灌服养阴降糖片，给药 10 天后大鼠血糖明显下降，血清胰岛素水平明显升高。养阴降糖片也会明显提高糖尿病大鼠 IGF-Ⅱ的水平，对正常大鼠血糖无影响[1-3]。

·**改善高黏滞血症作用** 养阴降糖片具有改善糖尿病大鼠全血低切黏度、红细胞聚集指数，降低血浆纤维蛋白原等作用，因而可以改善糖尿病大鼠高黏滞血症[1]。

【参考文献】

[1] 黄平，杨明华，顾维正，等.养阴降糖片治疗糖尿病大鼠高黏滞血症的实验研究 [J].中国中医药科技，2001，8（6）：349－351.

[2] 尤煜祺，彭镇耀，曾荣仕，等.养阴降糖片对糖尿病模型大鼠血糖的影响 [J].当代医学（学术版），2008，（3）：63-64.

[3] 黄平.养阴降糖片对糖尿病大鼠IGF－Ⅱ的影响 [J].浙江中医学院学报，2000，24（5）：49.

糖脉康颗粒

【处方】 黄芪、生地黄、赤芍、丹参、牛膝、麦冬、黄精。

【功能与主治】 养阴清热，活血化瘀，益气固肾。用于气阴两虚血瘀所致的口渴喜饮，倦怠乏力，气短懒言，自汗，盗汗，五心烦热，胸中闷痛，肢体麻木或刺痛，便秘，糖尿病2型及并发症见上述证候者。

【用法与用量】 口服。一次1袋，一日3次。

【注意事项】

1. 适用于2型糖尿病患者。

2. 阴阳两虚消渴者慎用。

3. 定期复查血糖。

4. 儿童、孕妇、哺乳期妇女应在医师指导下服用。

5. 服用期间如联合其他西药降糖药时，要及时监测血糖，避免发生低血糖反应。

【规格】 每袋装5g。

【贮藏】 密封。

【药理毒理】 糖脉康颗粒具有降血糖、改善临床症状等作用。

·**降血糖作用** 糖脉康颗粒对实验性糖尿病小鼠血糖有显著降低作用，能够提高糖尿病小鼠的糖耐量，对正常大鼠的糖代谢作用不显著[1]。

·**改善临床症状作用** 糖脉康颗粒具有明显改善糖尿病大鼠三多一少（体重、饮水量、饲料消耗量及尿量）症状、降低血糖和调节血脂、改善血液流变学指标作用[2]。

【参考文献】

[1] 陈晓蕾.糖脉康颗粒对糖尿病模型小鼠血糖、糖耐量及正常大鼠糖耐量的影响研究[J].中国药房，2009，20（24）：1851-1852.

[2] 赵启鹏，张艺，廖琦，等.糖脉康颗粒对糖尿病大鼠"消渴"症状改善作用研究[J].辽宁中医杂志，2012，20（1）：169-171.

通脉降糖胶囊

【处方】 太子参、丹参、黄连、黄芪、绞股蓝、山药、苍术、玄参、水蛭、冬葵果、葛根。

【功能与主治】 养阴清热，活血。用于气阴两虚，脉络瘀阻所致的消渴病（糖尿病），症见神疲乏力，肢麻疼痛，头晕耳鸣，自汗等。

【用法与用量】 口服。一次3粒，一日3次。

【注意事项】

1. 有凝血机制障碍、出血倾向者慎用。

2. 阴阳两虚消渴者慎用。

3．对重症病例，应合用其他降糖药物治疗，以防病情加重。

4．在治疗过程中，尤其是与西药降糖药物合用时，要及时监测血糖，避免发生低血糖反应。

【规格】每粒装 0.4g。

【贮藏】密闭。

（四）肾阴亏虚证常用中成药品种

六味地黄丸（颗粒、胶囊）

【处方】熟地黄、酒萸肉、牡丹皮、山药、茯苓、泽泻。

【功能与主治】滋阴补肾。用于肾阴亏损，头晕耳鸣，腰膝酸软，骨蒸潮热，盗汗遗精，消渴。

【用法与用量】

丸剂：口服。规格（1）大蜜丸，一次 1 丸，一日 2 次；规格（2）浓缩丸，一次 8 丸，一日 3 次；规格（3）水蜜丸，一次 6g，一日 2 次；规格（4）、（5）、（6）小蜜丸，一次 9g，一日 2 次。

颗粒剂：开水冲服。一次 5g，一日 2 次。

胶囊：口服。规格（1）一次 1 粒，一日 2 次；规格（2）一次 2 粒，一日 2 次。

【注意事项】

1．忌服辛辣，忌不易消化食物。

2．感冒发热患者不宜服用。

3．畏寒肢冷、尿清便溏者不宜服用。

4．服药期间出现食欲不振、胃脘不适、大便稀、腹痛等症状时，应去医院就诊。

5．有高血压、心脏病、肝病、肾病等慢性病严重者应在医师指导下服用。

6．儿童、孕妇、哺乳期妇女应在医师指导下服用。

7．服药 4 周症状无缓解，应去医院就诊。

【规格】

丸剂：（1）每丸重 9g；（2）每 8 丸重 1.44g（每 8 丸相当于饮片 3g）；（3）每袋装 6g；（4）每袋装 9g；（5）每瓶装 60g；（6）每瓶装 120g。

颗粒剂：每袋装 5g。

胶囊：（1）每粒装 0.3g；（2）每粒装 0.5g。

【贮藏】 密闭，置阴凉干燥处。

【药理毒理】 六味地黄丸具有改善糖代谢、保护胰岛结构、改善糖尿病症状、调节免疫等作用。

· **改善糖代谢作用** 六味地黄丸可通过增加骨骼肌 GLUT-4mRNA 的表达而改善糖代谢作用[1]。

· **保护胰岛结构作用** 六味地黄丸可使 2 型糖尿病大鼠胰岛 B 细胞数量增多，细胞内分泌颗粒丰富，胰岛周边部导管上皮样细胞增多，并向胰岛中央移行，提示六味地黄丸对大鼠胰岛结构具有保护作用[2]。

· **改善糖尿病症状作用** 六味地黄丸可使糖尿病大鼠饮水量明显减少，食量减少，消瘦状况有明显的改善，可以改善其生存质量[2-3]。

· **调节免疫作用** 六味地黄丸呈剂量依赖性延长肾阴虚小鼠游泳和耐缺氧时间，提高耐寒能力，增加炭粒廓清指数及抗体生成能力，进而调节机体免疫功能[4]。

【参考文献】

[1] 谭俊珍，李庆雯，范英昌，等 . 六味地黄丸对糖尿病大鼠骨骼肌 GLUT-4 基因表达的影响 [J]. 辽宁中医药大学学报，2008，10（7）：143-144.

[2] 袁琳，陆雄，张永煜，等 . 六味地黄丸对 2 型糖尿病大鼠胰岛形态的影响 [J]. 辽宁中医药大学学报，2009，11（3）：186-188.

[3] 徐秀梅，范英昌，冯莉，等 . 六味地黄丸对糖尿病大鼠影响的实验研究 [J]. 现代中医药，2008，28（1）：45-47.

[4] 傅万山，杨解人，丁伯平，等 . 六味地黄丸对肾上腺皮质激素型阴虚小鼠的药效学研究 [J]. 皖南医学院学报，2002，21（1）：11-12.

知柏地黄丸

【处方】知母、黄柏、熟地黄、山茱萸（制）、牡丹皮、山药、茯苓、泽泻。

【功能与主治】滋阴降火。用于阴虚火旺，潮热盗汗，口干咽痛，耳鸣遗精，小便短赤。

【用法与用量】

口服。规格（1）大蜜丸，一次 1 丸，一日 2 次；规格（2）、（6）浓缩丸，一次 8 丸，一日 3 次；规格（3）、（5）水蜜丸，一次 6g，一日 2 次；规格（4）小蜜丸，一次 9g，一日 2 次。

【注意事项】

1. 孕妇慎服。

2. 忌不易消化的食物。

3. 虚寒性病证患者不适用，其表现为怕冷，手足凉，喜热饮。

4．感冒发热者不宜服用。

5．不宜和感冒类药同时服用。

6．气虚发热及实热者慎用。

7．本品宜空腹或饭前服用，开水或淡盐水送服。

8．服药一周，症状无改善，应去医院就诊。

9．脾虚便溏，消化不良者不宜使用。

【规格】 丸剂：（1）每丸重 9g；（2）每 10 丸重 1.7g；（3）每袋装 6g；（4）每袋装 9g；（5）每瓶装 60g；（6）每 8 丸相当于原生药 3g。

【贮藏】 密封。

【药理毒理】 知柏地黄丸具有降血糖、增强免疫、抗氧化、抗疲劳等作用。

·**降血糖作用** 知柏地黄丸能降低正常和四氧嘧啶诱导的糖尿病小鼠的血糖，降低小鼠的饮水量[1]。

·**增强免疫的作用** 知柏地黄丸可提高肾上腺皮质激素致肾阴虚幼龄大鼠血清中白细胞介素 IL-2、IL-6，免疫球蛋白 G（IgG）水平和脾脏指数；减轻氢化可的松引起的脾脏组织结构的改变，拮抗氢化可的松的免疫抑制作用[2]。

·**抗氧化、抗疲劳的作用** 知柏地黄丸能够增强大鼠骨骼肌抗氧化能力，可延缓大鼠运动性疲劳的发生[3]。

【参考文献】

[1] 陈光娟，汤臣康，王德华．知柏地黄丸对小鼠血糖的影响 [J]．中药药理与临床，1993，（4）：2-3．

[2] 史正刚，于霞，张士卿．知柏地黄丸对肾上腺皮质激素致肾阴虚幼龄大鼠免疫功能的影响 [J]．中国实验方剂学杂志，2006，

12（1）：62.

[3] 张继红，周新华，肖卫华.知柏地黄丸抗运动性疲劳实验研究 [J].湘南学院学报，2009，30（5）：122.

麦味地黄丸（口服液）

【处方】 熟地黄、酒萸肉、山药、麦冬、牡丹皮、茯苓、泽泻、五味子。

【功能与主治】 滋肾养肺。用于肺肾阴亏，潮热盗汗，咽干咳血，眩晕耳鸣，腰膝酸软，消渴。

【用法与用量】

丸剂：口服。大蜜丸：一次 1 丸，一日 2 次；水蜜丸：一次 6g，一日 2 次；小蜜丸：一次 9g，一日 2 次。

口服液：口服。一次 10ml，一日 2 次。

【注意事项】

1. 忌不易消化食物。

2. 感冒发热患者不宜服用。

3. 有高血压、心脏病、肝病、糖尿病、肾病等慢性病严重者，应在医师指导下服用。

4. 服药 4 周症状无缓解，应去医院就诊。

5. 如正在使用其他药品，使用本品前请咨询医师或药师。

【规格】

丸剂：大蜜丸：每丸重 9g；水蜜丸：每 8 丸重 1.48g（相当于原生药 3g）。

口服液：每支装 10ml。

【贮藏】 密封。

【药理毒理】麦味地黄丸具有降血糖、增强免疫等作用。

·降血糖作用　麦味地黄颗粒剂能降低 T_3 所致阴虚模型小鼠异常升高的血浆 cAMP 含量，增加肝糖原含量[1]。

·增强免疫作用　麦味地黄颗粒剂能增加三碘空斑形成细胞数目；增加 T_3 引起的阴虚模型小鼠血清凝集素水平[1]；升高 T_3 引起的阴虚模型大鼠红细胞 C_{3b} 受体花环率，保护红细胞 CRI 受体活性[2]。

【参考文献】

[1] 熊永德，张尊仪，周霖，等．麦味地黄颗粒剂对阴虚证模型动物的影响．中药药理与临床，1997，13（1）：6．

[2] 刘衡川，林怡玲，沈云松，等．麦味地黄颗粒剂对阴虚模型动物红细胞免疫功能及脂质过氧化物的影响．华西药业杂志，1995，10（2）：87．

左归丸

【处方】熟地、山药、枸杞、山茱萸、川牛膝、鹿角胶、龟板胶、菟丝子。

【功能与主治】滋阴补肾，填精益髓。用于真阴不足证，症见头晕目眩，腰酸腿软，遗精滑泄，自汗盗汗，口燥舌干，舌红少苔，脉细。

【用法与用量】口服。一次 9g，一日 2 次。

【注意事项】

1．忌辛辣、油腻食物。

2．感冒病人不宜服用。

3．肾阳亏虚、命门火衰者慎用。

4．脾虚便溏、胃热痰多者慎用。

5．服药2周或服药期间症状无改善，或症状加重，或出现新的严重症状，应立即停药，并去医院就诊。

【规格】每10粒重1g。

【贮藏】密封。

（五）阴阳两虚证常用中成药品种

金匮肾气丸（片）

【处方】地黄、山茱萸（酒炙）、山药、牡丹皮、泽泻、茯苓、桂枝、附子（炙）、牛膝（去头）、车前子（盐炙）。

【功能与主治】温补肾阳，化气行水。用于肾虚水肿，腰膝酸软，小便不利，畏寒肢冷。

【用法与用量】

丸剂：口服。规格（1）大蜜丸，一次1丸，一日2次；规格（2）水蜜丸，一次4～5g（20～25粒），一日2次。

片剂：口服。一次4片，一日2次。

【禁忌】孕妇忌服。

【注意事项】

1．如遇舌红少苔，咽干口燥属肾阴不足，虚火上炎等，不宜服用。

2．感冒发热患者不宜服用。

3．本品含附子，忌与含半夏、瓜蒌、贝母、白蔹、白及的药物合用。

4．有高血压、心脏病、肝病、糖尿病、肾病等慢性病严重者应在医师指导下服用。

5. 忌房欲、气恼。忌食生冷。

6. 本品不可整丸吞服。

【规格】

丸剂：（1）每丸重 6g；（2）每 100 粒重 20g。

片剂：每片重 0.27g。

【贮藏】密封。

【药理毒理】金匮肾气丸具有降血糖、降血脂、保护肾脏等作用。

· **降血糖作用**　金匮肾气丸具有降低模型大鼠血糖、提高血清中 C 肽含量的作用，因此其作用机制有可能在于其改善胰岛 B 细胞的作用[1-2]。

· **降血脂作用**　金匮肾气丸可明显降低糖尿病大鼠 TC、TG、LDL-C 水平，提示金匮肾气丸具有调脂作用[2]。

· **保护肾脏作用**　金匮肾气丸通过降低 2 型糖尿病肾病大鼠血糖、尿白蛋白排泄率，升高肾脏组织中 NO、NOS 的含量等作用对糖尿病肾病起到防治作用[3]。

【参考文献】

[1] 刘仙菊，胡方林. 肾气丸对 2 型糖尿病模型大鼠血糖、血清胰岛素及 C 肽的影响 [J]. 中医药学报，2012，40（2）：25-27.

[2] 陈东波，曾满红. 金匮肾气丸对四氧嘧啶糖尿病模型大鼠的降糖作用研究 [J]. 新余学院学报，2012，17（2）：99-101.

[3] 金智生，陈雪，李甜. 金匮肾气丸对实验性 2 型糖尿病肾病大鼠肾脏组织 NO、NOS 的影响 [J]. 中医药学报，2012，40（1）：56-58.

右归丸

【处方】 熟地黄、山药、酒茱萸、枸杞子、菟丝子、鹿角胶、盐杜仲、肉桂、当归、炮附片。

【功能与主治】 温补肾阳，填精益髓。主治肾阳不足引起的命门火衰，神疲气怯，畏寒肢冷，阳痿遗精，不能生育，腰膝酸软，小便自遗，肢节痹痛，周身浮肿；或火不生土，脾胃虚寒，饮食少进，或呕恶腹胀，或翻胃噎膈，或脐腹多痛，或大便不实，泻痢频作。

【用法与用量】 丸剂：口服。大蜜丸：成人一次 1 丸，一日 2～3 次，7 岁以下儿童用量减半；小蜜丸：一次 9g，一日 2～3 次。

【禁忌】 孕妇忌服。

【注意事项】

1．阴虚火旺者不宜服用。

2．忌食生冷，肾虚有湿浊者不宜应用。

3．本品含附子，忌与含半夏、瓜蒌、贝母、白蔹、白及的药物合用。

4．本品含肉桂，忌与含赤石脂的药物合用。

5．本品不可整丸吞服。

6．服药期间忌饮酒。

【规格】 丸剂：大蜜丸：每丸重 9g；小蜜丸：每 10 丸重 1.8g。

【贮藏】 密闭，防潮。

附二

治疗糖尿病的常用中成药简表

适宜证型	药物名称	功能	主治病证	用法用量	备注
阴虚内热证	玉泉丸	养阴生津，止渴除烦，益气和中。	用于治疗因胰岛功能减退而引起的物质代谢、碳水化合物代谢紊乱，血糖升高之糖尿病（亦称"消渴症"）。	口服，一次6g，一日4次；7岁以上小儿一次3g，3～7岁小儿一次2g。	医保
	金芪降糖片	清热益气。	用于消渴病气虚内热证，症见口渴喜饮，易饥多食，气短乏力。轻、中度2型糖尿病见上述证候者。	饭前半小时口服。一次7～10片，一日3次，2个月为一个疗程，或遵医嘱。	药典，医保
	消渴康颗粒	清热养阴，生津止渴。	用于2型糖尿病阴虚热盛型。症见口渴喜饮，消谷易饥，小便频数，急躁易怒，怕热心烦，大便干结等。	餐前温开水冲服。一次1袋，一日3次。30天为一疗程。	医保
	糖尿灵片	养阴滋肾，生津止渴，清热除烦，降低尿糖。	用于轻中度糖尿病。	口服。一次4～6片，一日3次。	
	降糖胶囊	清热生津，滋阴润燥。	用于消渴症，多饮、多尿、多食、消瘦、体倦无力及全身综合征。	口服。一次4～6粒，一日3次。	
	沙梅消渴胶囊	养阴润燥，生津止渴。	用于阴虚内热所致的消渴，以及2型糖尿病见上述证候者。	口服。一次2粒，一日3次。饭后服用。	

适宜证型	药物名称	功能	主治病证	用法用量	备注
气阴两虚证	消渴丸	滋肾养阴，益气生津。	用于气阴两虚所致的消渴病，症见多饮，多尿，多食，消瘦，体倦乏力，眠差，腰痛；2型糖尿病见上述证候者。	口服。一次5~10丸，一日2~3次。饭前用温开水送服。或遵医嘱。	药典，基药，医保
	生脉饮（颗粒、胶囊）	益气复脉，养阴生津。	用于气阴两亏，心悸气短，脉微自汗。	合剂：口服，一次10ml，一日3次。颗粒剂：开水冲服。规格（1）一次2g，一日3次。规格（2）一次10g，一日3次。胶囊：口服。规格（1）、（2）一次3粒，一日3次。	合剂：药典，基药，医保颗粒剂：基药，医保胶囊：药典，基药，医保
	参芪降糖颗粒（胶囊、片）	益气养阴，滋脾补肾。	主治消渴症，用于2型糖尿病。	颗粒剂：口服。一次1g，一日3次，一个月为一个疗程。效果不显著或治疗前症状较重者，一次用量可达3g，一日3次。胶囊：口服。一次3粒，一日3次，一个月为一个疗程。效果不显著或治疗前症状较重者，每次用量可达8粒，一日3次。片剂：口服。一次3片，一日3次，一个月为一个疗程。效果不显著或治疗前症状较重者，每次用量可达8片，一日3次。	颗粒剂：基药，医保胶囊：基药，医保片剂：基药，医保
	十味玉泉胶囊	益气养阴，清热生津。	用于气阴两虚之消渴病。症见气短乏力，口渴喜饮，易饥烦热。可作为2型糖尿病的辅助治疗药。	口服。一次4粒，一日4次。	医保

适宜证型	药物名称	功能	主治病证	用法用量	备注
气阴两虚证	渴乐宁胶囊	益气养阴生津。	适用于气阴两虚型消渴病（2型糖尿病），症见口渴多饮，五心烦热，乏力多汗，心慌气短等。	口服。一次4粒，一日3次，3个月为一个疗程。	药典
	降糖甲片	补中益气，养阴生津。	用于气阴两虚型消渴症（2型糖尿病）。	口服。一次6片，一日3次。	药典
	津力达颗粒	益气养阴，健脾运津。	用于2型糖尿病气阴两虚证，症见口渴多饮，消谷易饥，尿多，形体渐瘦，倦怠乏力，自汗盗汗，五心烦热，便秘等。	开水冲服。一次1袋，一日3次。8周为一疗程，或遵医嘱。	医保
	天麦消渴片	滋阴，清热，生津。	可用于消渴病气阴两虚，阴虚内热证，症见口渴喜饮，消谷善饥，形体消瘦，气短乏力，自汗盗汗及五心烦热。	口服。一次1～2片，一日2次；最佳剂量：一次2片，一日2次（一月量）。	医保
	参精止渴丸	益气养阴，生津止渴。	用于气阴两亏，内热津伤所致的消渴，症见少气乏力，口干多饮，易饥，形体消瘦；2型糖尿病见上述证候者。	口服。一次10g，一日2～3次。	药典
	降糖舒胶囊	益气养阴，生津止渴。	用于气阴两虚所致的消渴病，症见口渴，多饮，多食，多尿，消瘦，乏力；2型糖尿病见上述证候者。	口服。一次4～6粒，一日3次。	

续表

适宜证型	药物名称	功能	主治病证	用法用量	备注
气阴两虚证	糖尿乐胶囊	益气养阴，生津止渴。	用于气阴两虚所致的消渴病，症见多食，多饮，多尿，消瘦，四肢无力。	口服。一次3～4粒，一日3次。	
	消渴灵片	益气养阴，清热泻火，生津止渴。	用于气阴两虚所致的消渴病，症见多饮，多食，多尿，消瘦，气短乏力；2型轻型、中度糖尿病见上述证候者。	口服。一次8片，一日3次。	药典
	枸杞消渴胶囊	益气养阴，生津止渴。	用于气阴两虚所致消渴，2型糖尿病见上述证候者。	口服。一次3粒，一日3次。	
	葛芪胶囊	益气养阴，生津止渴。	用于气阴两虚所致消渴病，症见倦怠乏力，气短懒言，烦热多汗，口渴喜饮，小便清长，耳鸣腰酸，以及2型糖尿病见以上症状者。	口服。一次2～3粒，一日3次。	
	绛糖宁胶囊	益气养阴，生津止渴。	用于糖尿病，症见多饮，多尿，多食，体倦无力，脉细数无力等。	口服。一次4～6粒，一日3次。	
	山药参芪丸	益气养阴，生津止渴。	用于消渴病，症见口干，多饮，精神不振，乏力属气阴两虚者。	口服。一次30丸，一日3次。	
气阴两虚夹瘀证	消渴安胶囊	清热生津，益气养阴，活血化瘀。	用于消渴病阴虚燥热兼气虚血瘀证。症见口渴多饮，多食易饥，五心烦热，大便秘结，倦怠乏力，自汗等。有一定的降血糖作用。	口服。一次3粒，一日3次，或遵医嘱。	

适宜证型	药物名称	功能	主治病证	用法用量	备注
气阴两虚夹瘀证	芪蛭降糖胶囊（片）	益气养阴，活血化瘀。	用于2型糖尿病证属气阴两虚兼瘀者，症见口渴多饮，多尿易饥，体瘦乏力，自汗盗汗，面色晦暗，肢体麻木，舌暗有瘀斑等。	胶囊：口服。一次5粒，一日3次，疗程3个月。片剂：口服。一次5粒，一日3次，疗程3个月。	胶囊：药典，医保片剂：医保
	愈三消胶囊	养阴生津，益气活血。	用于轻、中度2型糖尿病属气阴两虚夹瘀证者，症见口渴喜饮，易饥多食，疲倦乏力，自汗盗汗，舌质暗、有瘀斑，脉细数等。	饭前口服。一次8粒，一日3次。疗程3个月或遵医嘱。	
	养阴降糖片	养阴益气，清热活血。	用于糖尿病。	口服。一次8片，一日3次。	药典
	糖脉康颗粒	养阴清热，活血化瘀，益气固肾。	用于气阴两虚血瘀所致的口渴喜饮，倦怠乏力，气短懒言，自汗，盗汗，五心烦热，胸中闷痛，肢体麻木或刺痛，便秘，糖尿病2型及并发症见上述证候者。	口服。一次1袋，一日3次。	药典，医保
	通脉降糖胶囊	养阴清热，活血。	用于气阴两虚，脉络瘀阻所致的消渴病（糖尿病），症见神疲乏力，肢麻疼痛，头晕耳鸣，自汗等。	口服。一次3粒，一日3次。	

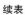

适宜证型	药物名称	功能	主治病证	用法用量	备注
肾阴亏虚证	六味地黄丸（颗粒、胶囊）	滋阴补肾。	用于肾阴亏损，头晕耳鸣，腰膝酸软，骨蒸潮热，盗汗遗精，消渴。	丸剂：口服。规格（1）大蜜丸，一次1丸，一日2次；规格（2）浓缩丸，一次8丸，一日3次；规格（3）水蜜丸，一次6g，一日2次；规格（4）、（5）、（6）小蜜丸，一次9g，一日2次。颗粒剂：开水冲服。一次5g，一日2次。胶囊：口服。规格（1）一次1粒，一日2次；规格（2）一次2粒，一日2次。	丸剂：药典，基药，医保颗粒剂：药典，基药，医保胶囊：药典、基药、医保
	知柏地黄丸	滋阴降火。	用于阴虚火旺，潮热盗汗，口干咽痛，耳鸣遗精，小便短赤。	口服。（1）大蜜丸，一次1丸，一日2次；规格（2）、（6）浓缩丸，一次8丸，一日3次；规格（3）、（5）水蜜丸，一次6g，一日2次；规格（4）小蜜丸，一次9g，一日2次。	药典，基药，医保
	麦味地黄丸（口服液）	滋肾养肺。	用于肺肾阴亏，潮热盗汗，咽干咳血，眩晕耳鸣，腰膝酸软，消渴。	口服。大蜜丸：一次1丸，一日2次；水蜜丸：一次6g，一日2次；小蜜丸：一次9g，一日2次。口服液：口服。一次10ml，一日2次。	丸剂：药典，医保口服液：医保
	左归丸	滋阴补肾。填精益髓。	用于真阴不足证，症见头晕目眩，腰酸腿软，遗精滑泄，自汗盗汗，口燥舌干，舌红少苔，脉细。	口服。一次9g，一日2次。	医保

适宜证型	药物名称	功能	主治病证	用法用量	备注
阴阳两虚证	金匮肾气丸（片）	温补肾阳，化气行水。	用于肾虚水肿，腰膝酸软，小便不利，畏寒肢冷。	丸剂：口服。规格（1）大蜜丸，一次1丸，一日2次；规格（2）水蜜丸，一次4～5g（20～25粒），一日2次。 片剂：口服。一次4片，一日2次。	丸剂：基药，医保 片剂：基药，医保
	右归丸	温补肾阳，填精益髓。	主治肾阳不足引起的命门火衰，神疲气怯，畏寒肢冷，阳痿遗精，不能生育，腰膝酸软，小便自遗，肢节痹痛，周身浮肿；或火不生土，脾胃虚寒，饮食少进，或呕恶腹胀，或翻胃噎膈，或脐腹多痛，或大便不实，泻痢频作。	口服。大蜜丸：成人一次1丸，一日2～3次。7岁以下儿童用量减半；小蜜丸：一次9g，一日2～3次。	药典，医保

甲状腺功能亢进症

　　甲状腺功能亢进症（简称"甲亢"）是多种病因导致的甲状腺激素分泌过多，引起以神经、循环、消化等系统兴奋性增高和代谢亢进为主要表现的一种临床综合征。本病多见于女性，男女之比为 1∶4～6，以 20～40 岁多见，起病缓慢。引起甲亢的病因临床上以 Graves 病最常见，其次为结节性甲状腺肿伴甲亢和亚急性甲状腺炎伴甲亢。

　　甲亢的临床表现多种多样，主要有：①甲状腺肿大。②眼球突出。③高代谢症候群，表现为怕热多汗，皮肤、手掌、面、颈、腋下皮肤红润多汗，常有低热，严重时可出现高热。④神经系统方面，表现为神经过敏，易于激动，烦躁多虑，失眠紧张，多言多动，有时思想不集中。⑤消化系统方面，表现为食欲亢进，但体重下降，疲乏无力。⑥心血管系统方面，表现为心悸、胸闷、气促，活动后加重，可出现各种早搏及房颤。⑦生殖系统方面，表现为女性患者常有月经减少，周期延长，甚至闭经，男性患者可出现阳痿。甲状腺功能检查可见血 FT_3、FT_4（或 TT_3、TT_4）增高及 sTSH 降低。

　　现代医学临床常用的抗甲状腺药物是磺脲类化合物，包括硫氧嘧啶类的丙硫氧嘧啶和甲硫氧嘧啶及咪唑类的甲巯咪唑和卡比马唑，其均可抑制甲状腺过氧化物酶活性及碘化物形成活性碘，影响酪氨酰残基的碘化，并抑制单碘酪氨酸碘化为双碘酪氨酸及碘酪氨酸偶联形成各种甲状腺原氨酸，从而达到抗甲状腺的作用。

　　本病中医称之为"瘿病"，是由于情志内伤、饮食及水土失宜，导致气滞、痰凝、血瘀壅结颈前，引起以颈前喉结两旁结节肿大为主要表现的疾病。

一、中医病因病机分析及常见证型

中医认为甲亢的发生主要与饮食因素、情志内伤及体质有关。若饮食不节，脾失运化，则聚湿成痰，痰气郁结于颈，而致颈肿成瘿。若情志不畅，忿郁恼怒，突受惊恐，而致肝失调达，气机郁结；气郁津凝而成痰浊，痰气交阻，搏结于颈而成瘿肿。若搏结日久，气血运行不畅，气滞血瘀，痰瘀互结，则瘿肿大且硬。若素体阴虚，或在发育期、月经期、妊娠及哺乳期，肾气不足，肝肾阴虚，虚火妄动，煎熬津液，凝聚颈部而发为本病。

气滞、痰凝、血瘀壅结颈前是瘿病的基本病机，在本病的病变过程中，常发生病机转化。初期多为气机郁滞，津凝痰聚，痰气搏结颈前所致；气郁痰阻日久可化火，形成肝火旺盛证；火热内盛，耗伤阴津，导致阴虚火旺之候，其中以心肝阴虚最为常见；气滞或痰气郁结日久，则深入血分，血液运行不畅，形成痰结血瘀之候。故临床上常分气郁痰阻、痰结血瘀、肝火旺盛、心肝阴虚四型论治。

二、辨证选择中成药

1. 气郁痰阻证

【临床表现】颈前正中肿大，质软不痛而胀，胸闷、喜叹气，胸胁窜痛，病情的波动常与情志因素有关，苔薄白，脉弦。

【辨证要点】颈前肿大质软且胀，胸闷、喜叹气，胸胁窜痛，病情的波动常与情志因素有关，苔薄白，脉弦。

【病机简析】情志不舒，肝郁气滞，故见胸闷、喜叹气；气机运行不畅，影响水液代谢，气滞湿聚，凝而成痰，痰结于颈，故见颈前甲状腺肿大且胀；胸胁为肝胆经循行部位，肝郁气滞，故见胸胁窜痛；因情绪不快使肝郁气滞更甚，故症状加重。苔薄白，脉弦为气郁痰阻之象。

【治法】理气舒郁，化痰消瘿。

【辨证选药】可选越鞠丸、柴胡舒肝丸、逍遥丸（颗粒）。

此类中成药的组方多以柴胡、香附、枳壳、陈皮、神曲、苍术、茯苓等药物组成，可发挥良好的疏肝理气，化痰解郁的作用。

2. 痰结血瘀证

【临床表现】颈前出现肿块，按之较硬或有结节，肿块经久未消，胸闷，纳食差，苔薄白或白腻，脉弦或涩。

【辨证要点】颈前出现肿块，按之较硬或有结节，胸闷，苔薄白或白腻，脉弦或涩。

【病机简析】本型多由气郁痰阻证发展而来。气滞痰凝于颈部日久，导致血行不畅，痰结瘀血均为有形实邪，故见颈前肿块较硬；痰瘀阻滞气机，胸中气机运行不畅，故见胸闷；痰结影响脾胃运化功能，运化失司，则见纳差。苔薄白或白腻，脉弦或涩亦为痰结血瘀之象。

【治法】理气活血，化痰消瘿。

【辨证选药】可选九味肝泰胶囊。

此中成药的组方以三七、郁金、大黄、姜黄等药物组成，可发挥良好的理气活血，化痰消瘿的作用。

3. 肝火旺盛证

【临床表现】颈前轻度或中度肿大，一般柔软、光滑，烦热多汗，急躁易怒，眼球突出，手指颤抖，面部烘热，口渴，舌红，苔薄黄，脉弦。

【辨证要点】颈前轻度或中度肿大，光滑，烦热多汗，急躁易怒，眼球突出，手指颤抖，面部烘热，舌红，苔薄黄，脉弦。

【病机简析】平素情志不调，气郁日久化火，或素体肝火偏盛，故性急易怒；热灼津液成痰，痰火互结，上壅于颈，故见颈部肿大；肝开窍于目，肝火上冲于目，故眼球突出，面目烘热；热郁于内，迫津外泄，故多汗；肝火亢盛，引动内风，故见手指颤抖。舌红，苔薄黄，脉弦亦为肝火旺盛之象。

【治法】清泄肝火。

【辨证选药】可选丹栀逍遥丸、龙胆泻肝丸（颗粒、胶囊）、甲亢灵片。

此类中成药的组方以龙胆草、夏枯草、黄芩、栀子、木通等药物组成，可发挥良好的清泄肝火的作用。

4. 心肝阴虚证

【临床表现】瘿肿或大或小、质软，病起较缓，心悸不宁，心烦少寐，易出汗，手指颤动，眼干目涩，倦怠乏力，舌质红，舌体颤动，脉弦细数。

【辨证要点】颈前瘿肿质软，心烦少寐，易出汗，手指颤动，眼干目涩，倦怠乏力，舌质红，舌体颤动，脉弦细数。

【病机简析】火旺耗伤气阴，气虚卫外不固，则易汗出、倦怠乏力；心阴不足，心失所养，故心悸、失眠；肝精亏虚，孔窍失于濡养，故眼干目涩；肝风内动，故手指、舌体颤动。舌质红，脉弦细数为心肝阴虚之象。

【治法】滋养阴精，宁心柔肝。

【辨证选药】可选天王补心丸（片）、大补元煎丸。

此类中成药的组方以人参、山药、酸枣仁、当归、玄参等药物组成，可发挥良好的补益气阴，宁心柔肝的作用。

三、用药注意

临床选药必须以辨证论治的思想为指导，针对不同证型，选择与其相对证的药物，才能收到较为满意的疗效。另外，若重症患者出现烦躁不安、谵妄神昏、高热、大汗、脉疾等症状时，为病情危重的表现；或肿块在短期内迅速增大，质地坚硬，结节高低不平者，可能恶变，预后不佳。甲亢患者应用含碘中成药时须谨慎。要注意询问患者有无正在服用药品。还须提醒患者避风寒，调情志，清淡饮食，切忌肥甘油腻食物，以防影响药效的发挥。药品贮藏宜得当，存于阴凉干燥处，若药品性状发生改变时禁止使用。对于具体药品的饮食禁忌、配伍禁忌、妊娠禁忌、证候禁忌、病证禁忌、特殊体质禁忌、特殊人群禁忌等，各药品具体内容中均有详细介绍，用药前务必仔细阅读。

附一

治疗甲亢的常用中成药药品介绍

（一）气郁痰阻证常用中成药品种

越鞠丸

【处方】苍术（炒）、香附（醋制）、川芎、神曲（炒）、栀子（炒）。

【功能与主治】理气解郁，宽胸除满。用于胸脘痞闷，腹中胀满，饮食停滞，嗳气吞酸。

【用法与用量】 口服。一次 6 ~ 9g，一日 2 次。

【注意事项】

1．神曲含淀粉酶，不宜与四环素、水杨酸钠、阿司匹林、鞣酸蛋白、烟酸合用。

2．忌油腻、难消化食物。

3．服药期间要保持情绪乐观，切忌生气恼怒。

4．高血压、心脏病患者慎用。有肝病、糖尿病、肾病等慢性病严重者应在医师指导下服用。

5．儿童、孕妇、哺乳期妇女、年老体弱者应在医师指导下服用。

6．有阴虚症状，如午后烦热汗出，手足心热，两颧潮红，咽干口燥者慎用。

【规格】 每 100 粒装 6g。

【贮藏】 密封。

【药理毒理】 越鞠丸具有抗抑郁、调节脂肪代谢等作用。

·**抗抑郁作用** 越鞠丸醇提物能不同程度地缩短小鼠悬尾不动时间和小鼠强迫游泳不动时间，提示其具有较强的抗抑郁作用[1]。越鞠丸对慢性轻度不可预见性的应激抑郁（CUMS）小鼠模型学指标明显改善。实验结果显示，越鞠丸可升高抑郁症模型小鼠脑组织中的 5-HT 含量，降低血浆皮质醇含量，从而发挥抗抑郁作用[2]。

·**调节脂肪代谢作用** 越鞠丸可降低 NAFLD 大鼠血脂、肝脏脂质含量及肝脂变程度，增强 NAFLD 大鼠肝脏过氧化物酶体增殖物活化受体 α（PPARα）mRNA 的表达[3]。

【参考文献】

[1] 尉小慧，陈玥，夏广新，等．越鞠丸醇提物与水提物对抑郁模型小鼠的抗抑郁作用比较 [J].上海中医药杂志，2006，40（8）：69-70.

[2] 闫东升，周小琳，丁凤敏，等．越鞠丸对抑郁症模型小鼠行为学、5-羟色胺及血浆皮质醇的影响.江西中医学院学报，2007，19（2）：64-67.

[3] 邓国兴，张金兰，高玮，等．越鞠丸对非酒精性脂肪肝病大鼠肝脏 PPARα 表达的影响.中国老年学杂志，2011，31（7）：1219-1220.

柴胡舒肝丸

【处方】 茯苓、枳壳（炒）、豆蔻、白芍（酒炒）、甘草、香附（醋制）、陈皮、桔梗、厚朴（姜制）、山楂（炒）、防风、六神曲（炒）、柴胡、黄芩、薄荷、紫苏梗、木香、槟榔（炒）、三棱（醋制）、大黄（酒炒）、青皮（炒）、当归、姜半夏、乌药、莪术（制）。

【功能与主治】 疏肝理气，消胀止痛。用于肝气不舒，胸胁痞闷，食滞不清，呕吐酸水。

【用法与用量】 口服。一日1丸，一日2次。

【禁忌】 孕妇禁用。

【注意事项】

1．忌烟、酒及辛辣、生冷、油腻食物。

2．不宜在服药期间同时服用滋补性中成药。

3．忌生气、恼怒。

4．有高血压、心脏病、肝病、糖尿病、肾病等慢性病严重者应在医师指导下服用。

5．年老体弱者慎用。

6．目干，肢体麻木，失眠多梦，遗精，腰膝酸痛，耳鸣，烦热汗出，手足心热，舌红无苔者慎用。

【规格】 每丸重10g。

【贮藏】 密闭。

逍遥丸（颗粒）

【处方】 柴胡、当归、白芍、炒白术、茯苓、炙甘草、薄荷、生姜。

【功能与主治】 疏肝健脾，养血调经。用于肝郁脾虚所致的郁闷不舒，胸胁胀痛，头晕目眩，食欲减退，月经不调。

【用法与用量】

丸剂：口服。规格（1）大蜜丸，一次1丸，一日2次；规格（2）、（3）水丸，一次6～9g，一日1～2次；规格（4）浓缩丸，一次8丸，一日3次。

颗粒剂：规格（1）、（2）、（3）、（4）开水冲服。一次1袋，一日2次。

【注意事项】

1．忌烟、酒及辛辣、生冷、油腻食物。

2．不宜在服药期间同时服用滋补性中药。

3．不宜与奎尼丁、氯霉素合用。

4．孕妇慎用。

5．胃肠冷痛，便稀者慎用。

6．目干，肢体麻木，失眠多梦，遗精，腰膝酸痛，耳鸣，烦热汗出，手足心热，舌红无苔者慎用。

7．感冒时不宜服用本品。

【规格】

丸剂：（1）每丸重 9g；（2）每袋装 6g；（3）每袋装 9g；（4）每 8 丸相当于原生药 3g。

颗粒剂：（1）每袋装 4g；（2）每袋装 5g；（3）每袋装 6g；（4）每袋装 15g。

【贮藏】 密封。

【药理毒理】 逍遥丸具有调节神经递质的作用。小鼠每天束缚 8 小时，连续 10 天后，连续 ig 给予逍遥丸，可显著增加模型小鼠的穿格次数（$P < 0.05$），显著减少模型小鼠脑内的 5-HT、NE、AVP 含量（$P < 0.01$）及组胺含量（$P < 0.05$）[1]。

【参考文献】

[1] 高珍，寇俊萍，柴程芝，等．逍遥丸对慢性束缚应激小鼠行为学和神经递质含量的影响 [J]．中国实验方剂学杂志，2001，17（16）：174-175.

（二）痰结血瘀证常用中成药品种

九味肝泰胶囊

【处方】 三七、郁金、蜈蚣（不去头足）、大黄（酒制）、黄芩、山药、蒺藜、姜黄、五味子。

【功能与主治】 化瘀通络，疏肝健脾。用于气滞血瘀兼肝郁脾虚所致的胸胁痛或刺痛，抑郁烦闷，食欲不振，食后腹胀脘痞，大便不调，或胁下痞块等。

【用法与用量】口服。一次 4 粒，一日 3 次。

【禁忌】孕妇禁用。对本品过敏者禁用。

【注意事项】

1. 忌烟、酒及辛辣、生冷、油腻食物。

2. 不宜在服药期间同时服用滋补性中成药。

3. 避免过度疲劳。

4. 有高血压、心脏病、肝病、糖尿病、肾病等慢性病严重者应在医师指导下服用。

5. 过敏体质者慎用。

【规格】每粒装 0.35g。

【贮藏】密封。

（三）肝火旺盛证常用中成药品种

丹栀逍遥丸

【处方】牡丹皮、栀子（炒焦）、柴胡（酒制）、白芍（酒炒）、当归、茯苓、白术（土炒）、薄荷、甘草（蜜炙）。

【功能与主治】疏肝解郁，清热调经。用于肝郁化火，胸胁胀痛，烦闷急躁，颊赤口干，食欲不振或有潮热，以及妇女月经先期，经行不畅，乳房与少腹胀痛。

【用法与用量】口服。一次 6 ~ 9g，一日 2 次。

【禁忌】对本品过敏者禁用。

【注意事项】

1. 忌烟、酒及辛辣、生冷、油腻食物，饮食宜清淡。

2．不宜在服药期间同时服用滋补性中药。

3．有高血压、心脏病、肝病、糖尿病、肾病等慢性病严重者应在医师指导下服用。

4．孕妇慎用。

5．服药期间要保持情绪乐观，切忌生气恼怒。

6．过敏体质者慎用。

【规格】每袋装6g。

【贮藏】密封。

【药理毒理】丹栀逍遥丸具有改善肝功能的作用。

采取正交试验设计，按照3ml/kg体重，皮下多次注射40%四氯化碳（CCl_4）橄榄油溶液，制成慢性肝损伤动物模型。将170只大鼠随机分为17组，每组各10只。观察丹栀逍遥丸中主要有效成分栀子苷、芍药苷、丹皮酚和甘草酸配伍对慢性肝损伤大鼠的药理作用。F值检验显示丹栀逍遥丸4种主要成分交互配伍对慢性肝损伤大鼠ALT、CHE、MDA、γ-GT和IV型胶原有不同作用[1]。

【参考文献】

[1] 王欣.大鼠肝损伤应用丹栀逍遥丸的药理研究[J].海南医学院学报，2012，13（6）：47-54.

龙胆泻肝丸（颗粒、胶囊）

【处方】龙胆、柴胡、黄芩、栀子（炒）、泽泻、木通、车前子（盐炒）、当归（酒炒）、地黄、炙甘草。

【功能与主治】清肝胆，利湿热。用于肝胆湿热，头晕目赤，耳鸣耳聋，胁痛口苦，尿赤，湿热带下。

【用法与用量】

丸剂：口服。水丸：一次 3 ~ 6g，一日 2 次；大蜜丸：一次 1 ~ 2 丸，一日 2 次。

颗粒剂：开水冲服。一次 4 ~ 8g，一日 2 次。

胶囊：口服。一次 4 粒，一日 3 次。

【禁忌】 孕妇禁用。

【注意事项】

1．脾胃虚寒，胃部冷痛，大便稀薄者慎用。

2．本品苦寒，易伤正气，不可久用，儿童、体弱年迈者慎用。

3．原发性高血压患者服药后出现高血压危象时，应立即停药，并采取相应急救措施。

4．肾功能不全者慎用。

5．忌烟、酒及辛辣、生冷、油腻食物，饮食宜清淡。

6．不宜在服药期间同时服用滋补性中成药。

7．过敏体质者慎用。

【规格】

丸剂：水丸每 100 粒重 6g；大蜜丸每丸重 6g。

颗粒剂：每袋装 4g。

胶囊：每粒装 0.25g。

【贮藏】 密封，置阴凉干燥处。

甲亢灵片

【处方】 墨旱莲、丹参、夏枯草、山药、龙骨（煅）、牡蛎（煅）。

【功能与主治】 平肝潜阳，软坚散结。用于具有心悸、汗多、烦躁易怒、咽干、脉数等症状的甲状腺功能亢进症。

【用法与用量】 口服。一次 6～7 片，一日 3 次。

【注意事项】

1．饮食宜清淡。

2．不宜在服药期间同时服用滋补性中成药。

3．高血压、心脏病、肝病、糖尿病、肾病等慢性病严重者应在医师指导下服用。

4．腹胀食少者慎用。

5．过敏体质者慎用。

【规格】 每片重 0.26g。

【贮藏】 密封。

（四）心肝阴虚证常用中成药品种

天王补心丸（片）

【处方】 丹参、当归、石菖蒲、党参、茯苓、五味子、麦冬、天冬、地黄、玄参、远志（制）、酸枣仁（炒）、柏子仁、桔梗、甘草、朱砂。

【功能与主治】 滋阴养血，补心安神。用于心阴不足，心悸健忘，失眠多梦，大便干燥。

【用法与用量】

丸剂：口服。规格（1）大蜜丸，一次 1 丸，一日 2 次；规格（2）浓缩丸，一次 8 丸，一日 3 次；规格（3）、（5）水蜜丸，一次 6g，一日 2 次；规格（4）、（6）小蜜丸，一次 9g，一日 2 次。

片剂：口服。一次 4 ～ 6 片，一日 2 次。

【注意事项】

1. 忌烟、酒及辛辣、生冷、油腻食物。

2. 不宜在服药期间同时服用滋补性中药。

3. 本品处方中含朱砂，不宜过量久服，肝肾功能不全者慎用。

4. 有高血压、心脏病、肝病、糖尿病、肾病等慢性病严重者应在医师指导下服用。

【规格】

丸剂：（1）每丸重 9g；（2）每 8 丸相当于原药材 3g；（3）每袋装 6g；（4）每袋装 9g；（5）每瓶装 60g；（6）每瓶装 120g。

片剂：每片重 0.5g。

【贮藏】 密封。

【药理毒理】 天王补心丹具有延缓衰老的作用。复制 D－半乳糖导致小鼠衰老模型，观察本药对衰老小鼠记忆力，血清中超氧化物歧化酶（SOD）活性、丙二醛（MDA）含量与肝组织中 SOD 活性、MDA 含量的影响。结果表明，本药可以改善衰老小鼠记忆力，提高 SOD 活性，降低 MDA 含量[1]。

【临床报道】 本药加减联合甲巯咪唑、普萘洛尔（心得安）等治疗甲亢患者 32 例，对照组只给予化学药治疗。结果，治疗组显效 18 例，有效 12 例，无效 2 例，总有效率为 93.8%；对照组显效 13 例，有效 10 例，无效 9 例，总有效率为 71.9%。2 组数据比较，治疗组明显优于对照组（$P < 0.05$）[2]。

【参考文献】

[1] 兰玉艳，王迪．天王补心丹延缓衰老作用的实验研究 [J]．长春中医药大学学报，2007，23（3）：12．

[2] 唐承波，陈景玲．天王补心丹加减联合西药治疗甲状腺功能亢进症 32 例 [J]．社区中医药，2010，12（13）：132．

大补元煎丸

【处方】 党参、山药（麸炒）、熟地黄、当归、山茱萸、杜仲（盐炒）、枸杞子、甘草（蜜炙）。

【功能与主治】 益气养血，滋补肝肾。用于肝肾不足，气血两亏，精神疲惫，心悸健忘，头晕目眩，四肢酸软。

【用法与用量】 大蜜丸：一次 1 丸，一日 2 次。

【注意事项】

1．忌烟、酒及辛辣、生冷、油腻食物。

2．不宜在服药期间同时服用滋补性中药。

3．过敏体质者慎用。

4．有高血压、心脏病、肝病、糖尿病、肾病等慢性病严重者应在医师指导下服用。

【规格】 每丸重 9g。

【贮藏】 密封。

附二

治疗甲亢的常用中成药简表

证型	药物名称	功能	主治病证	用法用量	备注
气郁痰阻证	越鞠丸	理气解郁，宽胸除满。	用于胸脘痞闷，腹中胀满，饮食停滞，嗳气吞酸。	口服。一次6～9g，一日2次。	药典，医保
	柴胡舒肝丸	疏肝理气，消胀止痛。	用于肝气不舒，胸胁痞闷，食滞不清，呕吐酸水。	口服。一日1丸，一日2次。	药典，医保
	逍遥丸（颗粒）	疏肝健脾，养血调经。	用于肝郁脾虚所致的郁闷不舒，胸胁胀痛，头晕目眩，食欲减退，月经不调。	口服。丸剂：规格（1）大蜜丸，一次1丸，一日2次；规格（2）、（3）水丸，一次6～9g，一日1～2次；规格（4）浓缩丸，一次8丸，一日3次。颗粒剂：规格（1）、（2）、（3）、（4）开水冲服。一次1袋，一日2次。	丸剂：药典，基药，医保 颗粒剂：药典，基药，医保
痰结血瘀证	九味肝泰胶囊	化瘀通络，疏肝健脾。	用于气滞血瘀兼肝郁脾虚所致的胁胁痛或刺痛，抑郁烦闷，食欲不振，食后腹胀脘痞，大便不调，或胁下痞块等。	口服。一次4粒，一日3次。	医保
肝火旺盛证	丹栀逍遥丸	疏肝解郁，清热调经。	用于肝郁化火，胸胁胀痛，烦闷急躁，颊赤口干，食欲不振或有潮热，以及妇女月经先期，经行不畅，乳房与少腹胀痛。	口服。一次6～9g，一日2次。	基药，医保

证型	药物名称	功能	主治病证	用法用量	备注
肝火旺盛证	龙胆泻肝丸（颗粒、胶囊）	清肝胆，利湿热。	用于肝胆湿热，头晕目赤，耳鸣耳聋，胁痛口苦，尿赤，湿热带下。	丸剂：口服。水丸：一次3～6g，一日2次；大蜜丸：一次1～2丸，一日2次。颗粒剂：开水冲服。一次4～8g，一日2次。胶囊：口服。一次4粒，一日3次。	丸剂：药典，医保 大蜜丸：医保 胶囊：医保
	甲亢灵片	平肝潜阳，软坚散结。	用于具有心悸、汗多、烦躁易怒、咽干、脉数等症状的甲状腺功能亢进症。	口服。一次6～7片，一日3次。	
心肝阴虚证	天王补心丸（片）	滋阴养血，补心安神。	用于心阴不足，心悸健忘，失眠多梦，大便干燥。	丸剂：口服。规格（1）大蜜丸，一次1丸，一日2次；规格（2）浓缩丸，一次8丸，一日3次；规格（3）、（5）水蜜丸，一次6g，一日2次；规格（4）、（6）小蜜丸，一次9g，一日2次。片剂：口服。一次4～6片，一日2次。	丸剂：药典，基药，医保 片剂：基药，医保
	大补元煎丸	益气养血，滋补肝肾。	用于肝肾不足，气血两亏，精神疲惫，心悸健忘，头晕目眩，四肢酸软。	大蜜丸：一次1丸，一日2次。	

高脂血症

高脂血症是指血浆中一种或几种脂质高于正常，可表现为高胆固醇血症、高甘油三酯血症，或两者兼有的混合型高脂血症，是由于脂肪代谢或运转异常而引发的一种临床常见和多发的代谢性疾病。由于血浆中高密度脂蛋白降低也是一种血脂紊乱，故又可称之为"血脂异常"。通常，脂质不溶或微溶于水，必须与蛋白质结合成为脂蛋白方可在血中转运，因此，高脂血症常表现为高脂蛋白血症。目前，高脂血症的发病率呈明显上升趋势。血脂异常是动脉粥样硬化和心脑血管疾病发生的重要危险因素，有效地防治血脂异常是防治心脑血管疾病的重要途径。

血脂与脂蛋白：血脂是血浆中的胆固醇（TC）、甘油三酯（TG）和类脂如磷脂等的总称。与临床密切相关的血脂主要是胆固醇和 TG，此外还有游离脂肪酸（FFA）和磷脂等。

循环血液中的胆固醇和 TG 必须与特殊的蛋白质即载脂蛋白（apo）结合形成脂蛋白才能被运输至组织进行代谢。应用超速离心法，可将血浆脂蛋白分为乳糜微粒（CM）、极低密度脂蛋白（VLDL）、中间密度脂蛋白（IDL）、低密度脂蛋白（LDL）和高密度脂蛋白（HDL）。此外，还有一种脂蛋白称为"脂蛋白（a）[Lp（a）]"。

高脂血症分类：临床分类：①高胆固醇血症：血清 TC 水平增高。②混合型高脂血症：血清 TC 与 TG 水平均增高。③高甘油三酯血症：血清 TG 水平增高。④低高密度脂蛋白血症：血清高密度脂蛋白胆固醇（HDL-C）水平减低。

病因分类：①原发性高脂血症：部分由先天性基因缺陷所致，部分病因未明。包括家族性脂蛋白酶缺乏症，家族性Ⅲ型高脂蛋白血症，家族性高胆固醇血症，家族性高甘油三酯血症，多脂蛋白型高脂血症；原因未明的原发性高脂蛋白血症：多基因高胆固醇血症，散发性高甘油三酯血症，家族性高 α 脂蛋白血症。②继发性高脂血症：包括糖尿病高脂血症、甲状腺功能减低、肾病综合征、慢性肾衰竭、急性肾衰竭、药物性高脂血症（利尿剂、β 受体阻断剂、糖皮质激素）等。

血脂检测及临床意义：临床上血脂检测项目较多，基本项目为 TC、TG、HDL-C 和低密度脂蛋白胆固醇（LDL-C），对于任何需要进行心血管危险评价和给予降脂药物治疗的个体都应进行此四项血脂检测。其他血脂项目如 apoA1、apoB、Lp（a）等属于研究项目，不在临床基本检测项目之列。我国人群的血脂合适水平见下表。

血脂水平分层标准表

分层	TC	LDL-C	HDL-C	TG
合适范围	< 5.18mmol/L（200mg/dl）	< 3.37mmol/L（130mg/dl）	≥ 1.04mmol/L（40mg/dl）	< 1.70mmol/L（150mg/dl）
边缘升高	5.18 ~ 6.19mmol/L（200 ~ 239mg/dl）	3.37 ~ 4.12mmol/L（130 ~ 159mg/dl）		1.70 ~ 2.25mmol/L（150 ~ 199mg/dl）
升高	≥ 6.22mmol/L（240mg/dl）	≥ 4.14mmol/L（160mg/dl）	≥ 1.55mmol/L（60mg/dl）	≥ 2.26mmol/L（200mg/dl）
降低			< 1.04mmol/L（40mg/dl）	

心血管病整体危险评估：心血管病危险因素的数目和严重程度共同决定了个体发生心血管病的危险程度，称之为"多重危险因素的综合危险"。我国学者提出用缺血性心血管病［冠心病（CHD）和缺血性脑卒中］危险来反映血脂异常及其他心血管病主要危险因素的综合致病危险。建议按照有无冠心病及其等危症、有无高血压、其他心血管危险因素的多少，并结合血脂水平，综合评估心血管病的发病危险，将人群进行危险性高低分类。此种

分类也可用于指导临床开展血脂异常的干预，见下表。

血脂异常危险分层方案表

危险分层	TC5.18 ~ 6.19mmol/L（200 ~ 239mg/dl）或 LDL-C3.37 ~ 4.12mmol/L（130 ~ 159mg/dl）	TC ≥ 6.22mmol/L（240mg/dl）或 LDL-C ≥ 4.14mmol/L（160mg/dl）
无高血压且其他危险因素数＜3	低危	低危
高血压或其他危险因素数≥3	低危	中危
高血压且其他危险因素数≥1	中危	高危
冠心病及其等危症	高危	高危

注：其他危险因素包括年龄（男≥45岁，女≥55岁）、吸烟、低HDL-C、肥胖（BMI≥28）和早发缺血性心管病家族史。

血脂异常的治疗原则：应根据是否已有冠心病或冠心病等危症以及有无心血管危险因素，结合血脂水平进行全面评价，以决定治疗措施及血脂的目标水平。

由于血脂异常与饮食和生活方式有密切关系，所以饮食治疗和改善生活方式—治疗性生活方式改变（therapeutic life-style change，TLC）是血脂异常治疗的基础措施。在决定采用药物进行调脂治疗时，需要全面了解患者患冠心病及伴随的危险因素情况，应将降低 LDL-C 作为首要目标。不同的危险人群，开始药物治疗的 LDL-C 水平以及需要达到的 LDL-C 目标值有很大的不同，见下表。

血脂异常患者开始调脂治疗的 TC 和 LDL-C 值及其目标值表

危险等级	TLC 开始	药物治疗开始	治疗目标值
低危：10年危险性＜5%	TC ≥ 6.22mmol/L（240 mg/dl）LDL-C ≥ 4.14mmol/L（160 mg/dl）	TC ≥ 6.99mmol/L（270 mg/dl）LDL-C ≥ 4.92mmol/L（190 mg/dl）	TC ＜ 6.22mmol/L（240 mg/dl）LDL-C ＜ 4.14mmol/L（160 mg/dl）

危险等级	TLC 开始	药物治疗开始	治疗目标值
中危: 10 年危险性5% ~ 10%	TC ≥ 5.18mmol/L (200 mg/dl) LDL-C ≥ 3.37mmol/L (130 mg/dl)	TC ≥ 6.22mmol/L (240 mg/dl) LDL-C ≥ 4.14mmol/L (160 mg/dl)	TC < 5.18mmol/L (200 mg/dl) LDL-C < 3.37mmol/L (130 mg/dl)
高危: CHD 或 CHD 等危症，或10年危险性10% ~ 15%	TC ≥ 4.14mmol/L (160mg/dl) LDL-C ≥ 2.59mmol/L (100mg/dl)	TC ≥ 4.14mmol/L (160mg/dl) LDL-C ≥ 2.59mmol/L (100mg/dl)	TC < 4.14mmol/L (160 mg/dl) LDL-C < 2.59mmol/L (100 mg/dl)
极高危: 急性冠脉综合征 (ACS) 或缺血性心血管病合并 DM	TC ≥ 3.11mmol/L (120 mg/dl) LDL-C ≥ 2.07mmol/L (80mg/dl)	TC ≥ 4.14mmol/L (160mg/dl) LDL-C ≥ 2.07mmol/L (80mg/dl)	TC < 3.11 mmol/L (120 mg/dl) LDL-C < 2.07 mmol/L (80 mg/dl)

调脂治疗的益处已被很多实验与临床研究证实，现代医学临床常根据病情酌情采用他汀类、贝特类、烟酸类、树脂类、胆固醇吸收抑制剂等调脂药物治疗高脂血症。上述多种西药调脂降脂药物在临床上广泛应用，但大多存在一定的副作用，如转氨酶增高、肌痛、肌炎和横纹肌溶解、停药后反跳等，尤其血脂异常合并肝功能异常更是西药应用的禁忌。

本病属于中医的"痰浊"、"血瘀"、"眩晕"等范畴，认为因虚致实或肝脾失调是其主要病机，病证结合是中医临床治疗的核心。

一、中医病因病机分析及常见证型

中医学认为血脂异常的发生主要是由于饮食失节、好静少动、七情内伤及年老体衰所致。痰浊存在于血脉，使脉络壅塞不通而发生血瘀，痰瘀互结，胶着脉道，往往导致心脑疾病发生。

该病属本虚标实之证，其病位在心肝脾肾，痰浊阻遏证、气滞血瘀证、脾肾阳虚证、肝肾阴虚证是临床主要证型。实证治以活血化痰，通络降脂为主，虚则治以滋补肝肾，阴虚兼以补脾和胃。

二、辨证选择中成药

1. 痰浊阻遏证

【临床表现】形体肥胖，头重如裹，心悸胸闷，口淡食少，呕恶痰涎，肢麻沉重，失眠。舌胖，苔滑腻，脉弦滑。

【辨证要点】形体肥胖，胸闷痰盛，肢体沉重，舌胖，苔滑腻，脉弦滑。

【病机简析】因脾主运化，为后天之本，膏脂精微生化之源，水谷精微运化输布，皆至于脾，为参与脂质代谢之要脏。因偏食、恣食肥甘厚味或嗜酒成癖，致使脾失健运，水谷精微不能输布，形成病理性的痰湿脂浊，注入血液，而致血脂升高。饮食不节、恣食肥甘、劳逸不当、运动减少，故形体肥胖；痰浊中阻，气机不畅，血循不畅，故见胸闷痰盛，肢体沉重。

【治法】燥湿祛痰。

【辨证选药】可选血脂康胶囊、脂必妥片、血滞通胶囊、脂脉康胶囊。

此类中成药的组方有以单一中药提取物红曲或薤白为药物组成的制剂，也有以山楂、三七、葛根、黄芪、荷叶、大黄（酒制）、普洱茶、莱菔子等药物组成的复方，可发挥良好的消食祛痰，降脂的作用。

2. 气滞血瘀证

【临床表现】胸胁胀闷，走窜疼痛，心前区刺痛，心烦不安，胁痛易怒。舌质紫暗，舌尖边有瘀点或瘀斑，舌苔薄，脉弦或脉沉涩。

【辨证要点】胸胁胀闷，心前区刺痛，舌质紫暗，舌尖边有瘀点或瘀斑，脉弦或脉沉涩。

【病机简析】此类高脂血症伴冠心病者居多。因七情五志过极，肝气郁结，气滞血瘀，阻塞脉络，影响津液的输布运行，引发高脂血症。肝失调达，心血为之瘀阻，心脉不畅，不通则痛，故见胸胁胀闷，心前区刺痛；舌为心之苗，心开窍于舌，舌是心的外候，血脉瘀阻故见舌质紫暗，舌尖边有瘀点或瘀斑；脉弦或脉沉涩亦为气机阻滞，血脉瘀阻之象。

【治法】行气活血。

【辨证选药】可选荷丹片、丹香清脂颗粒、心可舒胶囊（片）、心血宁胶囊（片）、心可宁胶囊、养心氏片。

此类中成药以荷叶、山楂、丹参、川芎、桃仁、降香、三棱、莪术、枳壳、大黄、番泻叶等药物组成，可发挥良好的活血化瘀，行气降脂的作用。

3. 脾肾阳虚证

【临床表现】畏寒肢冷，眩晕，乏力，食少便溏，脘腹作胀，面肢浮肿。舌淡质嫩，苔白，脉沉细。

【辨证要点】畏寒肢冷，眩晕，乏力，便溏。舌淡质嫩，苔白或白腻，脉沉细。

【病机简析】此类高脂血症多见于老年伴冠心病患者。多因年老肾气亏虚，肾虚不能温煦脾阳，津液内停为痰为饮，且肾阳不足，不能蒸化津液，脂凝液积而致高脂血症。脾肾阳虚不能温煦四肢，故见畏寒肢冷；阳虚清窍失养，故见眩晕；脾阳不足，运化失司，故见便溏；舌淡质嫩，苔白，脉沉细亦为脾肾阳虚之象。

【治法】健脾益肾。

【辨证选药】可选绞股蓝总苷胶囊（颗粒、片）、丹田降脂丸。

此类中成药有以单一中药提取物绞股蓝总苷组成的制剂，也有以人参、三七、黄精、何首乌、淫羊藿、肉桂、五加皮、泽泻等药物组成的复方，可发挥良好的健脾益气，温肾降脂的作用。

4. 肝肾阴虚证

【临床表现】眩晕耳鸣，腰酸膝软，五心烦热，口干，健忘，失眠。舌质红，少苔，脉细数。

【辨证要点】眩晕耳鸣，腰酸膝软，五心烦热。舌质红，少苔，脉细数。

【病机简析】此类高血脂患者大多有家族史，先天禀赋不足；亦可见于中老年人，经曰："年四十，而阴气自半也，起居衰矣"，故肝肾阴精之亏虚，亦是高脂血症发病机制之一。肝肾阴虚，虚火上炎，炼液为痰，或水不涵木，肝失疏泄，津液代谢紊乱，内生痰浊，形成本证。因肝肾阴液亏损，肝失濡润，髓海失充，故见眩晕耳鸣；肾藏精，主骨生髓，腰为肾之府，肾阴不足，骨骼失养，故腰酸膝软；阴不制阳，虚热内扰，故见五心烦热，舌红少苔，脉细数等虚热证候。

【治法】滋补肝肾。

【辨证选药】可选降脂灵片（颗粒）、泰脂安胶囊、脂康颗粒、强力定眩片。

此类中成药有以单一中药女贞叶乙醇提取物组成的制剂，也有以制何首乌、枸杞子、桑椹、黄精、山楂、决明子等药物组成的复方，可发挥良好的滋补肝肾、降脂的作用。

三、用药注意

临床选药必须以辨证论治思想为指导，针对不同证型，选择对证的药物，才能收到较为满意的疗效。另外，务必告知高脂血症患者限制总热量的摄入，限制动物脂肪和植物脂肪的摄入，限制鸡蛋黄、蟹黄、动物内脏等食物性胆固醇的摄入，戒烟限酒，同时加强有氧代谢运动。饮食宜清淡，切忌肥甘油腻食物，以防影响药效的发挥。药品贮藏宜得当，存于阴凉干燥处，若药品性状发生改变时禁止服用。药品必须妥善保管，放在儿童不能接触的地方，以防发生意外。对于具体药品的饮食禁忌、配伍禁忌、妊娠禁忌、证候禁忌、病证禁忌、特殊体质禁忌、特殊人群禁忌等，各药品具体内容中均有详细介绍，用药前务必仔细阅读。

附一

常用治疗高脂血症的中成药药品介绍

（一）痰浊阻遏证常用中成药品种

血脂康胶囊

【处方】红曲。

【功能与主治】除湿祛痰，活血化瘀，健脾消食。用于脾虚痰瘀阻滞证的气短、乏力、头晕、胸闷、腹胀、食少纳呆等；高脂血症；也可用于由高脂血症及动脉粥样硬化引起的心脑血管疾病的辅助治疗。

【用法与用量】口服。一次2粒，一日2次，早晚饭后服用；

轻、中度患者一日 2 粒，晚饭后服用，或遵医嘱。

【禁忌】活动性肝炎或无法解释的血清氨基转移酶升高者。

【注意事项】

1．用药期间应定期检查血脂、血清氨基转移酶和肌酸磷酸激酶，有肝病史者服用本品尤其要注意肝功能的监测。

2．在本品治疗过程中，如发生血清氨基转移酶增高达正常高限 3 倍或血清肌酸磷酸激酶显著增高时，应停用本品。

3．不推荐孕妇及乳母使用。

4．儿童用药的安全性和有效性尚未确定。

【规格】胶囊：每粒装 0.3g。

【贮藏】密封。

【药理毒理】血脂康胶囊具有降血脂、抑制动脉粥样硬化斑块的形成、保护血管内皮细胞、抑制脂质在肝脏沉积等作用。

·降血脂作用　血脂康调节血脂作用的机制主要是可有效地抑制体内胆固醇在肝脏合成较早阶段的 HMG-CoA 还原酶，从而减少胆固醇的合成，并通过反馈调节，增加肝细胞表面低密度脂蛋白（LDL）受体的活性而加速 LDL 的清除，从而达到以降低血清胆固醇为主的血脂调节作用[1]。

·抑制动脉粥样硬化斑块的形成　血脂康具有显著的抑制血管平滑肌细胞增殖迁移的作用和抑制血管成形术后内膜增殖及 C-myc 基因的表达[2-3]，这可能是其预防动脉粥样硬化形成及血管成形术和血管内膜切除术后再狭窄发生、发展的重要机制。

·保护血管内皮细胞　血脂康还可提高血清一氧化氮（NO）水平，NO 可维持血管舒张，抑制血小板聚集及平滑肌细胞增生，保护内皮细胞功能正常，从而抑制动脉硬化的形成[4]；对正常胆固醇水平不稳定型心绞痛患者血管内皮细胞依赖性舒张功能有保护作用[5]。

· **抑制脂质在肝脏沉积** 动物实验表明，血脂康有明显的对脂质在肝脏沉积的抑制作用，可有效抑制高胆固醇所致家兔脂肪肝的形成[6]。特种红曲 1.6g/kg 给脂肪肝鹌鹑灌胃 20 天，可明显降低血浆总胆固醇（TC）、甘油三酯（TG）和低密度脂蛋白（LDL）水平，同时降低肝脏 TC 和 TG 水平；特种红曲 0.8g/kg 也可降低血浆 TC 和 LDL 水平以及肝脏 TC 水平，并可使肝组织的脂变程度明显减轻，部分动物的肝脏甚至完全恢复正常，表明特种红曲对实验性脂肪肝具有治疗作用[7]。

【临床报道】中国冠心病二级预防研究（CCSPS）为我国惟一一项对冠心病二级预防的大规模、前瞻性、随机双盲安慰剂对照调脂治疗试验。研究共入选 4870 例冠心病心肌梗死患者，年龄 18 ～ 75 岁，平均随访 4.5 年，最长 7 年。受试者随机接受血脂康胶囊常规剂量（1200mg/ 日）或安慰剂。血脂的基线水平为 TC 5.36mmol/L（207.2mg/dl），LDL-C 3.34mmol/L（129.1mg/dl），TG1.85mmol/L（164.2mg/dl），HDL-C 1.19mmol/L（45.9mg/dl）。结果显示，与安慰剂组比较，血脂康胶囊组 TC 降低 13%，LDL-C 降低 20%，TG 降低 15%（$P < 0.0001$），HDL-C 升高 5%（$P=0.006$）；冠心病事件减少 45.1%（$P < 0.0001$），其中急性心肌梗死危险降低 56%（$P < 0.0001$），非致死性急性心肌梗死危险降低 61%（$P < 0.0001$）；冠心病死亡危险降低 31%（$P=0.0048$）；其他事件危险降低 31%（$P=0.0004$）；肿瘤死亡危险降低 55%（$P=0.0138$），肿瘤发生危险降低 36%（$P=0.0501$）；需行 PCI/CABG 事件减少 33%（$P=0.0097$）；总死亡危险降低 33%（$P=0.0003$）。研究证明，长期

服用常规剂量的血脂康胶囊，可使轻、中度血脂异常的心肌梗死患者获益。研究表明，血脂康胶囊不良反应少而轻，主要为胃肠道不适，偶见过敏反应。很少出现实验室检查指标如肝酶（ALT）、尿素氮（BUN）、肌酐（Cr）和肌酸激酶（CK）等异常，临床尚未发生血脂康胶囊所致的横纹肌溶解及其他严重不良反应。研究显示，血脂康胶囊用于冠心病、糖尿病、高血压及老年患者，安全性良好[8]。

【参考文献】

[1] 孙美珍，田林华，迟家敏. 血脂康对 2 型糖尿病糖、脂代谢的影响 [J]. 中华内科杂志，1998，37（6）：374.

[2] 曾定尹，于波，郑小伟，等. 血脂康对家兔血管平滑肌细胞增殖迁移的抑制作用 [J]. 中华内科杂志，1998，37（6）：400.

[3] 刘国光，曾定尹，刘利，等. 血脂康对家兔血管成形术后内膜增殖及 C-myc 基因表达的影响 [J]. 中华内科杂志，1999，38（8）：514.

[4] 李中信，赵连友. 一氧化氮与心血管疾病 [J]. 中华心血管病杂志，1996，24（1）：73.

[5] 赵志明，王毅，蒋志斌，等. 血脂康对正常胆固醇水平不稳定型心绞痛患者血管内皮依赖性舒张功能的影响 [J]. 中国中西医结合杂志，1999，19（11）：667.

[6] 张曼，佟英，郑晓伟，等. 血脂康对家兔血脂及脂肪肝形成的影响 [J]. 中华肝脏病杂志，2001，9（7 增刊）：34.

[7] 王银叶，韦薇，李长龄. 特种红曲对鹌鹑实验性脂肪肝的治疗作用 [J]. 中国临床药理学与治疗学，2002，7（4）：293-295.

[8] 叶平. 血脂康胶囊有效减少老年冠心病患者心血管事件及

死亡率—解读 CCSPS 研究老年亚组结果 [J]. 中国心血管病研究，2008，6（1）：1-2.

脂必妥片

【处方】 红曲。

【功能与主治】 健脾消食，除湿祛痰，活血化瘀。用于脾瘀阻滞，症见气短，乏力，头晕，头痛，胸闷，腹胀，食少纳呆等；高脂血症；也可用于高脂血症及动脉粥样硬化引起的其他心脑血管疾病的辅助治疗。

【用法与用量】 温开水送服。一次 2 片，一日 2 次，早晚饭后服用。

【禁忌】 孕妇及哺乳期妇女禁用。

【注意事项】 服药期间及停药后应尽量避免高脂饮食，如肥肉、禽肉皮、内脏、蛋黄等。

【规格】 每片重 0.35g。

【贮藏】 密封。

【药理毒理】 脂必妥片有调节血脂的作用。采用喂养法建立动物模型，给予不同剂量的脂必妥，4 周后取血测定血脂含量。结果表明：脂必妥可明显降低血清总胆固醇和甘油三酯的水平，显著提高血清高密度脂蛋白胆固醇。提示脂必妥对大鼠实验性高脂血症有明显的调血脂作用[1]。

【临床报道】 福州市第一、第六医院临床观察：将血脂异常者 78 例，随机分成两组。辛伐他汀组 40 例，男 26 例，女 14 例；年龄 60.1±8.9 岁；口服辛伐他汀片 10 ～ 20mg，qn。脂必妥组 38 例，男 23 例，女 15 例；年龄 61±9.1 岁；口服脂必妥片 1.05g（3

片），Bid。疗程皆为 3 个月。结果：两组 TC、TG 及 LDL-C 皆有极显著性下降，HDL-C 及 TC-HDL-C/HDL-C（动脉硬化指数）皆有极显著升高。两组间比较，皆无显著性差异，不良反应小。提示两药调脂作用确切，疗效相近，而且安全[2]。

【参考文献】

[1] 吕萍，陈海峰，谭青霜，等．脂必妥对大鼠实验性高脂血症的作用 [J].中国生化药物杂志，2007，28（4）：275-276.

[2] 李盛姿，李平途．辛伐他汀与脂必妥治疗血脂异常的疗效比较（附 78 例分析）[J].福建医药杂志 2006，28（2）：139-141.

血滞通胶囊

【处方】 薤白。

【功能与主治】 通阳散结，行气导滞。用于高脂血症血瘀痰阻所致的胸闷、乏力、腹胀等。

【用法与用量】 口服。一次 2 粒，一日 3 次；4 周为一疗程或遵医嘱。

【注意事项】

1．用药期间应定期检查血脂。

2．不推荐孕妇及乳母使用。

3．儿童用药的安全性和有效性尚未确定。

【规格】 每粒装 0.45g。

【贮藏】 密封，置阴凉干燥处。

【药理毒理】 血滞通胶囊主要成分薤白对心血管系统的药理作用为降血脂、抗动脉粥样硬化、抑制血小板聚集，对心肌缺氧缺血及缺血再灌注心肌损伤有保护作用[1]。其中的有效成分甲基烯丙基硫、甲基烯丙基三硫和其他含硫化合物为其降脂及抗动脉粥样硬化的基础物质[2-3]。

【临床报道】河南省开封市中医院临床观察：210 例高脂血症患者随机分为治疗组和对照组，对照组给予常规降脂药辛伐他汀分散片 20mg，qn，口服；治疗组给予小剂量常规降脂药辛伐他汀分散片 5mg，qn，口服，加入血滞通胶囊 0.9g，tid，口服，连续 4 周；治疗前后测定血脂指标。结果治疗组治疗后血脂指标 TC、TG 及 LDL-C 较治疗前明显下降，HDL-C 较治疗前明显上升，均优于对照组，且无明显毒副作用。提示小剂量辛伐他汀分散片联合血滞通胶囊对高脂血症有较好的疗效，且是一种较为安全、有效的联合用药方案[4]。

【参考文献】

[1] 苏丽梅，袁德俊，蒋红兰. 薤白的药理研究进展 [J]. 今日药学，2009，19（1）：28-29.

[2] 严灿，王剑，潘毅，等. 中药复方心肌康对自发性高血压大鼠肥厚左室心功能的影响 [J]. 医学研究通讯，2000，29（7）：13-16.

[3] 严灿，王剑，邓中炎，等. 平肝益气、活血祛痰法逆转自发性高血压大鼠左心室重构的实验研究 [J]. 中国中医药科技，2001，8（S）：48-50.

[4] 王倚东，周国锐. 小剂量辛伐他汀分散片联合血滞通胶囊治疗高脂血症的临床观察 [J]. 光明中医，2011，26（1）：123-124.

脂脉康胶囊

【处方】普洱茶、刺五加、山楂、莱菔子、荷叶、葛根、菊花、黄芪、黄精、何首乌、茺蔚子、杜仲、大黄（酒制）、三七、槐花、桑寄生。

【功能与主治】 消食，降血脂，通血脉，益气血。用于瘀浊内阻、气血不足所致的动脉硬化症、高脂血症。

【用法与用量】 口服。一次5粒，一日3次。

【注意事项】

1．用药期间应定期检查血脂。

2．不推荐孕妇及乳母使用。

3．儿童用药的安全性和有效性尚未确定。

【规格】 每粒装0.3g。

【贮藏】 密封。

【药理毒理】 脂脉康胶囊有调节异常血脂的作用，对正常及实验性高脂血症大鼠血脂水平有明显的调节作用，还可降低高血脂家兔血清TC、TG和LDL-C水平，降低心脏和主动脉TC含量[1-2]。

【参考文献】

[1] 柴秋彦，李百强，韩文兰，等.脂脉康胶囊对高脂血症大鼠血脂的影响[J].中西医结合心脑血管病杂志，2004，2（1）：31-32.

[2] 牛拴成，张轩萍，章毅，等.脂脉康胶囊对家兔实验性高脂血症的影响[J].山西医科大学学报，2003，34（1）：1-2.

（二）气滞血瘀证常用中成药品种

荷丹片

【处方】 荷叶、丹参、山楂、番泻叶、盐补骨脂。

【功能与主治】化痰降浊，活血化瘀。用于痰浊、瘀血所致的高脂血症。

【用法与用量】口服。薄膜衣片一次 2 片，一日 3 次，饭前服用，8 周为一疗程，或遵医嘱。

【禁忌】孕妇忌用。

【注意事项】

1．体质虚弱者慎用。

2．脾胃虚寒、便溏者不宜服用。

【规格】每片重 0.73g。

【贮藏】密封。

【药理毒理】荷丹片有降血脂、防动脉粥样硬化、减肥等作用。

·**降血脂作用**　荷丹片 6.0g/kg 剂量能显著降低实验性高脂血症大鼠、家兔血清总胆固醇和甘油三酯的含量，显著增加高密度血清胆固醇含量、提高血清卵磷脂胆固醇酰基转移酶（LCAT）的活性，并能降低低密度血清胆固醇含量，发挥降血脂作用[1-2]。

·**防动脉粥样硬化及减肥作用**　荷丹片可降低动脉粥样硬化模型大鼠血清胆固醇、低密度血清胆固醇水平，升高血清高密度血清胆固醇水平，降低终末体质量、胰岛素抵抗指数，与模型组相比有显著性差异；可降低大鼠体质量增长百分率及 Lee's 指数，发挥良好的减肥作用，可以明显降低 HOMA-IR 指数，改善胰岛素抵抗状态，其作用优于辛伐他汀；可通过改善胰岛素抵抗状态、肥胖状态和调节血脂来抑制动脉粥样硬化的形成[3]。

·**毒性试验**　急性毒性试验：荷丹片小鼠口服最大耐受量为 132g（生药）/kg（成人日用量 102 倍）；腹腔注射的最大耐受量为 90g/kg。长期毒性试验：荷丹片 12.0g/kg 和 6.0g/kg 给大鼠灌胃 13 周均未出现任何观察指标的异常；25g/kg 剂量用药 13 周后，出现 sGPT 升高，但属可逆性，停药后即恢复正常，肝组织光镜检查也未见明显异常。

【临床报道】上海中医药大学附属龙华医院临床观察研究：将 65 例中医辨证为痰浊夹瘀证的超重或肥胖患者按照疗程不同随机分为 A 组和 B 组，A 组疗程为 8 周，B 组疗程为 16 周。两组患者在控制饮食、合理运动基础上服用荷丹片，观察治疗前后体重、血脂、中医证候变化。结果：A 组的体重、体重指数（BMI）、腰围、臀围、血脂较治疗前没有明显变化，B 组以上指标则明显改善，A 组中医证候积分明显降低，B 组中医证候积分疗效明显优于 A 组。提示荷丹片能减轻体重和调节血脂[4]。浙江省中医院临床观察研究：将 78 例原发混合型高脂血症患者，随机分为两组，联合组 39 例，睡前服用 20mg 辛伐他汀和荷丹片每次 3 片，每天 3 次；单药组 39 例，睡前服用辛伐他汀 20mg。2 组均治疗 6 个月，治疗前检查血脂、肝肾功能、肌酸磷酸激酶（CK）、血常规及心电图、胸片检查；3 个月、6 个月时复查血脂、肝肾功能、CK，观察调脂疗效和不良反应。结果：治疗后 2 组各项血脂指标与治疗前比，除单药组三酰甘油（TG）、高密度脂蛋白胆固醇（HDL-C）与治疗前相近外，其余各指标均有显著改善，且以联合组改善最明显。联合组 TG 明显降低，HDL-C 明显升高，与单药组比较具有显著性差异，两组不良反应轻微。提示荷丹片（每次 3 片，每天 3 次）合用辛伐他汀（20mg/d）降 TG 和升 HDL-C 的作用优于辛伐他汀（20mg/d）单药治疗，且具有良好的安全性[5]。

【参考文献】

[1] 徐剑，黄元元，沈玲，等 . 复方荷叶冲剂降脂作用研究 [J].

中成药，1989，11（11）：24-25.

[2] 万阜昌，黄道斋.荷丹片的降血脂作用 [J].中国实验方剂学杂志，1996，2（1）：19-21.

[3] 周玉娟，任明，刘莉，等.荷丹片对动脉粥样硬化模型大鼠血脂及胰岛素抵抗的影响 [J].中成药，2012，34（3）：561-564.

[4] 黄晶晶，黄鸿娜，毛德文.荷丹片对超重或肥胖患者体重、血脂影响的临床研究 [J].辽宁中医杂志，2011，38（7）：1391-1392.

[5] 杨兵生.荷丹片合用辛伐他汀治疗混合型高血脂症的疗效及安全性评价 [J].现代中西医结合杂志，2008，17（8）：1158-1159.

丹香清脂颗粒

【处方】 丹参、川芎、桃仁、降香、三棱、莪术、枳壳、酒大黄。

【功能与主治】 活血化瘀，行气通络。用于高脂血症属气滞血瘀证者。

【用法与用量】 开水冲服。一次 10g，一日 3 次。

【禁忌】 孕妇及有出血倾向者禁用。

【注意事项】 体质虚弱者慎用。

【规格】 每袋重 10g。

【贮藏】 密封，置干燥处。

【临床报道】 选择门诊未经治疗或经其他药物治疗后甘油三酯（TG）仍高于 2.33mmol/L 的患者 58 例，其中男 34 例，女 24 例，平均年龄 62±10 岁，其中原发性高 TG 血症 25 例，原发病为高血压 19 例、冠心病 14 例。服用丹香清脂颗粒 6 周后 TG 明显下降；

全血高切值、全血低切值、血浆黏度明显下降[1]。

【参考文献】

[1] 郭莉，黄中秀．丹香清脂颗粒对甘油三酯及血液流变学的影响 [J]．吉林中医药，2005，25（11）：24.

心可舒胶囊（片）

【处方】 丹参、葛根、三七、山楂、木香。

【功能与主治】 活血化瘀，行气止痛。用于气滞血瘀引起的胸闷、心悸、头晕、头痛、颈项疼痛；冠心病心绞痛、高血脂、高血压、心律失常见上述证候者。

【用法与用量】

胶囊：口服。一次 4 粒，一日 3 次，或遵医嘱。

片剂：口服。规格（1）一次 4 片，一日 3 次，或遵医嘱；规格（2）一次 2 片，一日 3 次，或遵医嘱。

【注意事项】

1．孕妇慎用。

2．心阳虚患者不宜用。

【规格】

胶囊：每粒装 0.3g。

片剂：（1）每片重 0.31g；（2）每片重 0.62g。

【贮藏】 密封。

心血宁胶囊（片）

【处方】 葛根提取物、山楂提取物。

【功能与主治】 活血化瘀，通络止痛。用于心血瘀阻、瘀阻脑络引起的胸痹，眩晕，以及冠心病、高血压、心绞痛、高脂血症等见上述证候者。

【用法与用量】

胶囊：口服。一次2粒，一日3次。

片剂：口服。一次4片，一日3次；或遵医嘱。

【禁忌】孕妇忌服。

【注意事项】体质虚弱者慎用。

【规格】

胶囊：每粒装0.4g。

片剂：糖衣：每素片重0.2g；薄膜衣：每片重0.21g。

【贮藏】密封。

心可宁胶囊

【处方】丹参、三七、红花、人工牛黄、冰片、蟾酥、水牛角浓缩粉、人参须。

【功能与主治】活血散瘀，开窍止痛。用于冠心病、心绞痛、胸闷、心悸、眩晕。

【用法与用量】口服。一次2粒，一日3次。

【禁忌】出血性疾病及妇女月经期禁用。

【注意事项】

1．本品活血化瘀，孕妇慎用。

2．本方含蟾酥，辛温有毒，慎与洋地黄类药品同用。

3．饮食宜清淡，忌食油腻。

4．治疗期间，心绞痛持续发作，宜加用硝酸酯类药物。若出现剧烈心绞痛、心肌梗死，应及时急诊救治。

【规格】每粒装 0.4g。

【贮藏】密封。

【药理毒理】心可宁胶囊具有降血脂的作用。

·**降血脂作用** 本品能扩张冠状动脉，抑制血小板聚集，增加纤溶酶活性，降血脂，增强心肌收缩力，调整心律[1]。

·**毒理** 有出现服药后皮肤瘙痒的报道。本品含有蟾酥，可能会出现上腹部不适、恶心及呕吐等胃黏膜刺激现象[2]。

【参考文献】

[1] 熊维政，陈元宏，夏辉. 心可宁胶囊防治冠心病临床观察 [J]. 首都医药临床药学，2006，12：8.

[2] 刘炳周，于华. 心可宁胶囊致变态反应 1 例 [J]. 医药导报，2004，23（10）：785.

养心氏片

【处方】黄芪、灵芝、党参、丹参、葛根、地黄、当归、淫羊藿、醋延胡索、山楂、炙甘草。

【功能与主治】益气活血，化瘀止痛。用于气虚血瘀所致的胸痹，症见心悸气短，胸闷，心前区刺痛；冠心病、心绞痛有上述证候者。

【用法与用量】口服。规格（1）、（3）一次 4 ~ 6 片，一日 3 次；规格（2）、（4）一次 2 ~ 3 片，一日 3 次。

【注意事项】儿童、孕妇、哺乳期妇女应在医师指导下服用。

【规格】（1）薄膜衣片：每片重 0.3g。（2）薄膜衣片：每片重 0.6g。（3）糖衣片：片芯重 0.3g。（4）糖衣片：片芯重 0.6g。

【贮藏】阴凉。

（三）脾肾阳虚证常用中成药品种

绞股蓝总苷胶囊（颗粒、片）

【处方】绞股蓝总苷。

【功能与主治】养心健脾，益气和血，除痰化瘀，降血脂。用于高脂血症，见有心悸气短，胸闷肢麻，眩晕头痛，健忘耳鸣，自汗乏力或脘腹胀满等心脾气虚，痰阻血瘀者。

【用法与用量】

胶囊：口服。规格（1）一次2～3粒，一日3次或遵医嘱；规格（2）一次2粒，一日3次或遵医嘱；（3）一次1粒，一日3次或遵医嘱。

颗粒剂：口服。一次3g，一日3次。

片剂：口服。规格（1）一次2～3片，规格（2）一次1～2片，一日3次；一疗程3个月或遵医嘱。

【注意事项】

1．伴有其他严重的慢性病，或在治疗期间又患有其他疾病，应去医院就诊，在医师指导下服药。

2．服药后症状无改善，应去医院就诊。

3．按照用法用量服用。长期服用，应向医师咨询。

4．过敏体质者慎用。

【规格】

胶囊：每粒含绞股蓝总苷：（1）20mg；（2）30mg；（3）60mg。

颗粒剂：每袋装3g。

片剂：每片含绞股蓝总苷：（1）20mg；（2）60mg。

【贮藏】密封。

【药理毒理】绞股蓝总苷胶囊（片）具有降血脂、抗氧化衰老、提高免疫功能等作用。

· **降血脂作用** 绞股蓝总苷（Gypenosides，GPs）是从天然中草药葫芦科植物绞股蓝提取的有效成分群，由 80 余种具有人参皂苷基本结构的单体皂苷组成，具有调整血脂、抗动脉粥样硬化、抗血栓形成等多种功效[1]。采用实验动物 SD 大鼠高脂血症模型、血瘀证模型，测定总胆固醇、甘油三酯、低密度脂蛋白、高密度脂蛋白、血小板聚集率等指标，发现绞股蓝总苷片能明显降低急性血瘀证模型以及高脂血症的各项指标，提示绞股蓝总苷片可能通过活血祛瘀来降低血脂[2]。

· **抗氧化衰老作用** 采用大鼠亚急性衰老模型，大鼠预饲一周后，随机分为绞股蓝总皂苷高、中、低剂量试验组及对照组（模型衰老组）和空白组 5 组，实验结果表明：绞股蓝总皂苷各剂量组血清和组织中丙二醛（MDA）、一氧化氮（NO）含量较对照组都有降低；绞股蓝总皂苷各剂量组超氧化物歧化酶（SOD）、总抗氧化能力（T-AOC）值较对照组有增加。提示绞股蓝总皂苷能增强机体清除自由基能力，提高机体抗氧化能力，从而起到抗衰老作用[3]。

· **提高免疫功能作用** 采用皮下注射环磷酰胺免疫低下小鼠模型，将小鼠随机分为正常对照组、模型组、阳性药物（多抗甲素）对照组及绞股蓝总皂苷高、中、低剂量组 6 组，分别做血清溶血素实验和小鼠迟发型变态反应，观察各组特异性免疫功能变化。结果：模型小鼠的体液免疫功能和细胞免疫功能明显下降，而阳性药和高、中剂量绞股蓝均可明显地增强该免疫功能[4]。

【临床报道】60 例患者随机分成绞股蓝总苷组 30 例和辛伐他汀组 30 例，治疗 12 周后比较调脂疗效、不良反应。结果绞股蓝总苷及辛伐他汀均能明显降低血清总胆固醇、甘油三酯、低密度脂蛋白胆固醇水平，均能升高高密度脂蛋白胆固醇水平，不良反应较小[5]。

【参考文献】

[1] 王本祥 . 现代中药药理学 [M]. 天津：天津科学技术出版社，1997，1227.

[2] 林吉，叶其馨，倪晨，等 . 绞股蓝总苷片治疗高脂血症、血瘀证的实验研究 [J]. 海南医学，2005，16（10）：139，90.

[3] 于文会，王坤，戈胜 . 绞股蓝总皂苷对衰老大鼠抗氧化功能的影响 [J]. 中国兽医杂志，2010，46（1）：40-41.

[4] 周俐，叶开和，任先达 . 绞股蓝总苷对免疫功能低下小鼠模型特异性免疫功能的影响 [J]. 中华中医药学刊，2008，26（1）：145-146.

[5] 黄雪萍 . 绞股蓝总苷与辛伐他汀治疗原发性高脂血症的疗效比较 [J]. 临床医药，2006，15（6）：46.

丹田降脂丸

【处方】人参、丹参、三七、川芎、当归、黄精、何首乌、淫羊藿、肉桂、五加皮、泽泻。

【功能与主治】活血化瘀，健脾补肾。能降低血清脂质，改善微循环，用于高脂血症。

【用法与用量】口服。一次 1 ~ 2g，一日 2 次。

【禁忌】孕妇禁用。

【注意事项】

1．月经期及有出血倾向者慎用。

2．发热感冒者慎用。

3．饮食宜清淡。

【规格】每瓶装 10g。

【贮藏】密封。

【药理毒理】丹田降脂片具有降血脂的作用。采用维生素 D_3 腹腔注射加高脂饲料喂养造成高脂血症大鼠模型，给药丹田降脂丸治疗 10 周后，腹主动脉取血，ELISA 法测定血清血脂、脂联素、瘦素、C 反应蛋白（CRP）、白细胞介素 6（IL-6）的水平。结果显示：丹田降脂丸能显著降低大鼠血清胆固醇、甘油三酯、低密度胆固醇水平，具有明显的降脂作用；其高、低剂量均可显著降低大鼠血清瘦素、CRP、IL-6 水平，高剂量可一定程度升高脂联素水平，提示丹田降脂丸可通过降低血清瘦素、CRP、IL-6 水平发挥降脂作用[1]。

【临床报道】广东省中医院及广州中医药大学第一附属医院、广州市中医医院、汕头大学医学院第一附属医院、汕头市中心医院 5 家医院临床应用丹田降脂丸治疗高脂血症患者 300 例，观察患者血脂水平及血液流变学各项指标的变化。结果表明：丹田降脂丸治疗 6 周后，中医临床疗效总有效率达 75.7%，且血脂指标、血液流变学各项指标的改善与治疗前比较，差异有非常显著性或显著性意义（$P \leq 0.01$，$P < 0.05$），同时对患者的临床症状有明显改善作用，临床应用安全[2]。

【参考文献】

[1] 吴庆光，张玲玲，李海燕，等．丹田降脂丸对高脂血症

大鼠脂联素、瘦素及炎症因子的影响 [J].中药材，2012，35（1）：116-118.

[2] 文旺秀，叶穗林，黄志宏.丹田降脂丸治疗高脂血症300例临床观察 [J].新中医，2012，44（1）：25-26.

（四）肝肾阴虚证常用中成药品种

降脂灵片（颗粒）

【处方】制何首乌、枸杞子、黄精、山楂、决明子。

【功能与主治】补肝益肾，养血明目。用于肝肾不足型高脂血症，症见头晕，目眩，须发早白。

【用法与用量】

片剂：口服。一次5片，一日3次。

颗粒剂：开水冲服。一次1袋，一日3次。

【禁忌】孕妇禁用。

【注意事项】

1．饮食宜清淡，低盐、低脂、低糖；忌油腻饮食。

2．脾虚、腹泻者慎用。

【规格】

片剂：（1）薄膜衣片，每片重0.31g；（2）糖衣片，片芯重0.30g。

颗粒剂：每袋装3g。

【贮藏】密封。

【药理毒理】降脂灵片（颗粒）具有降血脂的作用。采用高脂饲料喂养造成高脂血症大鼠模型，观察降脂灵片对脂代谢的影响。

结果表明：降脂灵片能使大鼠高血脂形成过程中血液总胆固醇及甘油三酯升高恢复至正常水平，对其体重增加也有一定的控制作用，对高血脂形成具有较好的预防作用。可改善高血脂模型大鼠的各项症状，能基本控制其体重增长，降低其血液总胆固醇、甘油三酯、低密度脂蛋白含量，并升高其高密度脂蛋白含量，降低血液谷胱甘肽过氧化物酶活性及过氧化脂质含量，不仅可控制高血脂症的体重增长，而且能降低其血脂含量，改善血脂结构及血液流变学各项指标，增强抗氧化能力[1]。

【临床报道】长沙市中医院采用降脂灵片治疗肝肾阴虚型高脂血症，降脂灵片纳入 300 例为治疗组，并与采用脂康颗粒治疗的 100 例为对照组进行临床观察，结果高脂血症疗效、肝肾阴虚证疗效、主要症状改善率，两组比较，无显著性差异（$P > 0.05$）[2]。将 100 例脂肪肝患者随机分成治疗组 60 例，对照组 40 例。全部给予辛伐他汀片，治疗组同时服用降脂灵片，对照组口服维生素 C、维生素 E，疗程均为 28 天。结果：治疗组有效率为 92%，对照组为 66%（$P < 0.05$）。提示降脂灵片有降脂、降酶、改善肝细胞功能作用，且无毒副作用，是治疗脂肪肝的有效药物[3]。

【参考文献】

[1] 杨家明，李勇敏，高守泉. 降脂灵片对脂类代谢影响的研究 [J]. 湖南中医杂志，2001，17（3）：50-51.

[2] 阳召军，张海燕，刘定安. 降脂灵片治疗肝肾阴虚型高脂血症 300 例临床观察 [J]. 湖南中医药导报，2002，11（8）：660-662.

[3] 向保云. 降脂灵片联合辛伐他汀治疗脂肪肝临床分析 [J]. 中医学报，2010，25（149）：741-742.

泰脂安胶囊

【处方】女贞叶乙醇提取物。

【功能与主治】滋养肝肾。用于肝肾阴虚，阴虚阳亢证所致的原发性高脂血症。症见头晕痛胀，口干，烦躁易怒，肢麻，腰酸，舌红少苔，脉细。

【用法与用量】温开水送服。一次 3 粒，一日 3 次。

【注意事项】

1. 饮食宜清淡，低盐、低脂、低糖。

2. 肾功能异常者慎用，有前庭功能病变者慎用，有胃炎的患者慎用，孕妇及哺乳期妇女慎用。

【规格】每粒装 0.3g。

【贮藏】密封。

【药理毒理】泰脂安胶囊具有降血脂的作用。动物实验研究证明：口服泰脂安对正常饮食的 SD 大鼠的血清中血脂没有影响，而口服泰脂安 2 周可以使食用高脂饮食的大鼠血清中的胆固醇的含量明显降低，还可以提高 SD 大鼠血清中的脂蛋白脂肪酶含量，推测其降脂作用机制可能与泰脂安升高血清中的脂蛋白脂肪酶含量有关[1]。采用饮食诱发的家兔高脂血症模型，随机分 6 组，分别为羧甲基纤维素组、泰脂安低剂量组、泰脂安中剂量组、泰脂安高剂量组、正常饮食对照组、辛伐他汀组，连续口服给药 6 周，于给药第 6 周采集家兔的血液，使用全自动生化仪检测血脂的各项指标。于 6 周时处死动物，对冠状动脉及肝脏进行病理学切片的检测。结果表明：泰脂安各组对高脂饮食造成的甘油三酯的升高均有明显的抑制作用，对高密度脂蛋白有升高作用，泰脂安低剂量组对脂蛋白脂肪酶有升高作用，泰脂安用药各组对肝功能无显著影响。提示泰脂安对高脂模型家兔有较好的降脂作用，其降脂作用的机制同其升高血清中的脂蛋白脂肪酶含量有关[2]。

【临床报道】 湖北中医学院附属医院观察了 300 例高脂血症患者（中医辨证属肝肾阴虚或阴虚阳亢），服用泰脂安胶囊，每次 3 粒，一日 3 次，8 周 1 个疗程。结果表明：泰脂安胶囊可明显改善中医证候，明显降低三酰甘油（TG）、总胆固醇（TC）、低密度脂蛋白胆固醇（LDL-Ch）及升高高密度脂蛋白胆固醇（HDL-Ch），且不良反应小[3]。首都医科大学附属北京同仁医院观察了 300 例血脂异常患者，按随机数字表方法分为 7 个组，泰脂安组 90 例，半量非诺贝特加泰脂安组 30 例，全量非诺贝特组 30 例，半量辛伐他汀加泰脂安组 30 例，全量辛伐他汀组 30 例，脂必妥组 60 例，血脂康组 30 例，治疗 8 周后比较疗效。结果表明：半量辛伐他汀（或非诺贝特）加泰脂安调节血脂效果好，泰脂安与血脂康、脂必妥组比较，疗效相似，但对血脂的调节，泰脂安组效果更优[4]。一项分别在解放军总医院、北大人民医院、北大第三医院开展的随机、多中心自身前后对照研究还表明：泰脂安胶囊对于转氨酶轻度升高的原发性高脂血症患者具有良好的调脂和降低转氨酶作用，依从性和安全性较好[5]。

【参考文献】

[1] 邬楠，张金树，张跃飞，等. 泰脂安对大鼠血脂影响的实验研究 [J]. 中国临床药理学与治疗学，2004，（11）：1285-1288.

[2] 李清漪，毛一卿，张金树，等. 泰脂安对高脂饮食家兔血脂的影响 [J]. 中国临床药理学与治疗学，2006，11（9）：991-993.

[3] 王汉祥，邹新蓉，何春，等.泰脂安胶囊治疗高脂血症300 例 [J].医药导报，2002，21（5）：292-294.

[4] 李清朗，张跃飞.泰脂安胶囊治疗 150 例血脂异常患者的临床观察 [J].中国中西医结合杂志，2003，23（5）：292-294.

[5] 刘胜，刘国树，骆雷鸣，等.泰脂安胶囊调脂保护肝功能的多中心研究 [J].药物不良反应杂志，2005，（3）：335-337.

脂康颗粒

【处方】决明子、枸杞子、桑椹、红花、山楂。

【功能与主治】滋阴清肝，活血通络。用于肝肾阴虚挟瘀之高脂血症，症见头晕或胀或痛，耳鸣眼花，腰膝酸软，手足心热，胸闷，口干，大便干结。

【用法与用量】开水冲服。一次 1 袋，一日 2 次，8 周为一疗程。

【禁忌】妇女妊娠期、月经过多忌用。

【注意事项】禁烟酒及高脂饮食。

【规格】每袋装 8g。

【贮藏】密封。

【临床报道】解放军白求恩国际和平医院观察了 80 例老年高脂血症患者服用脂康颗粒的疗效，并与服用非诺贝特效果进行比较。受试者共 141 例，均为住院病人，将血脂指标异常者随机分为两组，治疗组 80 例，对照组 61 例。治疗组男 52 例，女 28 例；年龄 67 ～ 80 岁，结果表明：脂康颗粒治疗高脂血症显效率为 40.0%，总有效率为 80.0%，与对照组比较无显著差异。说明脂康颗粒治疗高脂血症疗效确切，其降低 TC、TG、ApoB、LDL-C 和升高 HDL-C、ApoAI 的疗效与非诺贝特相当[1]。

首都医科大学附属北京安贞医院、中国中医科学院西苑医院、长沙市第三人民医院三家医院门诊筛选符合入选标准的原发性血脂异常的患者共 45 例，按照 2：1 的比例随机分为脂康颗粒组 30 例，辛伐他汀组 15 例。观察 24 周治疗期间两组的血脂达标率、对高敏 C- 反应蛋白水平的影响，并进行安全性评价。结果：治疗结束时，不同时间点（4、8、12、24 周）总胆固醇（TC）、低密度脂蛋白胆固醇（LDL-C）、高密度脂蛋白胆固醇（HDL-C）和甘油三酯（TG）水平两组间比较，差异均无统计学意义（$P >$ 0.05）；脂康颗粒组：4、8、12、24 周 TC、LDL-C 水平与治疗前比较明显降低（$P < 0.01$）；辛伐他汀组：4、8、12、24 周 TC、LDL-C 水平与治疗前比较明显降低（$P < 0.01$）；转氨酶、血肌酐、血尿酸水平、高敏 C- 反应蛋白，差异均无统计学意义（$P >$ 0.05）。提示脂康颗粒具有确切的降低 TC 和 LDL-C 的作用，且长期应用安全可靠[2]。

【参考文献】

[1] 王成章，杨红霞，马丽苹，等 . 脂康颗粒治疗老年高脂血症 80 例临床观察 [J]. 华北国防医药，2006，18（15）：341-342.

[2] 赵福海，刘国兵，吕树铮，等 . 脂康颗粒与辛伐他汀降脂治疗随机对照研究 [J]. 中国中西医结合杂志，2010，30（10）：1052-1055.

强力定眩片

【处方】 天麻、杜仲、野菊花、杜仲叶、川芎。

【功能与主治】 降压，降脂，定眩。用于高血压、动脉硬化、高脂血症以及上述诸病引起的头痛、头晕、目眩、耳鸣、失眠等症。

【用法与用量】 口服。一次 4 ~ 6 片，一日 3 次。

【注意事项】 高血压危象患者应慎服或遵医嘱。

【规格】 每片重 0.35g。

【贮藏】 密封，置干燥处。

附二

治疗高脂血症的常用中成药简表

适宜证型	药物名称	功能	主治病证	用法用量	备注
痰浊阻遏证	血脂康胶囊	除湿祛痰，活血化瘀，健脾消食。	用于脾虚痰瘀阻滞证的气短、乏力、头晕、胸闷、腹胀、食少纳呆等；高脂血症；也可用于由高脂血症及动脉粥样硬化引起的心脑血管疾病的辅助治疗。	口服。一次 2 粒，一日 2 次，早晚饭后服用；轻、中度患者一日 2 粒，晚饭后服用，或遵医嘱。	药典，基药，医保
	脂必妥片	健脾消食，除湿祛痰，活血化瘀。	用于脾瘀阻滞，症见气短、乏力、头晕、头痛、胸闷、腹胀、食少纳呆等；高脂血症；也可用于高脂血症及动脉粥样硬化引起的其他心脑血管疾病的辅助治疗。	温开水送服。一次 2 片，一日 2 次，早晚饭后服用。	医保
	血滞通胶囊	通阳散结，行气导滞。	用于高脂血症血瘀痰阻所致的胸闷、乏力、腹胀等。	口服。一次 2 粒，一日 3 次；4 周为一疗程或遵医嘱。	医保

适宜证型	药物名称	功能	主治病证	用法用量	备注
痰浊阻遏证	脂脉康胶囊	消食，降血脂，通血脉，益气血。	用于痰浊内阻、气血不足所致的动脉硬化症、高脂血症。	口服。一次5粒，一日3次。	药典
气滞血瘀证	荷丹片	化痰降浊，活血化瘀。	用于痰浊、瘀血所致的高脂血症。	口服。一次2片，一日3次，饭前服用，8周为一疗程，或遵医嘱。	药典，医保
	丹香清脂颗粒	活血化瘀，行气通络。	用于高脂血症属气滞血瘀证者。	开水冲服。一次10g，一日3次。	药典，医保
	心可舒胶囊（片）	活血化瘀，行气止痛。	用于气滞血瘀引起的胸闷、心悸、头晕、头痛、颈项疼痛；冠心病心绞痛、高血脂、高血压、心律失常见上述证候者。	胶囊：口服。一次4粒，一日3次，或遵医嘱。片剂：口服。规格（1）一次4片，一日3次，或遵医嘱；规格（2）一次2片，一日3次，或遵医嘱。	胶囊：药典，基药，医保片剂：基药，医保
	心血宁胶囊（片）	活血化瘀，通络止痛。	用于心血瘀阻、瘀阻脑络引起的胸痹，眩晕，以及冠心病、高血压、心绞痛、高脂血症等见上述证候者。	胶囊：口服。一次2粒，一日3次。片剂：口服。一次4片，一日3次；或遵医嘱。	胶囊：医保片剂：药典，医保
	心可宁胶囊	活血散瘀，开窍止痛。	用于冠心病、心绞痛、胸闷、心悸、眩晕。	口服。一次2粒，一日3次。	医保
	养心氏片	益气活血，化瘀止痛。	用于气虚血瘀所致的胸痹，症见心悸气短，胸闷，心前区刺痛；冠心病、心绞痛有上述证候者。	口服。规格（1）、（3）一次4～6片，一日3次。规格（2）、（4）一次2～3片，一日3次。	药典，医保

适宜证型	药物名称	功能	主治病证	用法用量	备注
脾肾阳虚证	绞股蓝总苷胶囊（颗粒、片）	养心健脾，益气和血，除痰化瘀，降血脂。	用于高脂血症，见有心悸气短，胸闷肢麻，眩晕头痛，健忘耳鸣，自汗乏力或脘腹胀满等心脾气虚，痰阻血瘀者。	胶囊：口服。规格（1）一次2～3粒，一日3次或遵医嘱；规格（2）一次2粒，一日3次或遵医嘱；（3）一次1粒，一日3次或遵医嘱；颗粒剂：口服。一次3g，一日3次。片剂：口服。规格（1）一次2～3片，规格（2）一次1～2片，一日3次；一疗程3个月或遵医嘱。	胶囊：医保颗粒剂：医保片剂：医保
	丹田降脂丸	活血化瘀，健脾补肾。	能降低血清脂质，改善微循环，用于高脂血症。	口服。一次1～2g，一日2次。	医保
肝肾阴虚证	降脂灵片（颗粒）	补肝益肾，养血明目。	用于肝肾不足型高脂血症，症见头晕，目眩，须发早白。	片剂：口服。一次5片，一日3次。颗粒剂：开水冲服。一次1袋，一日3次。	片剂：药典，医保颗粒剂：医保
	泰脂安胶囊	滋养肝肾。	用于肝肾阴虚，阴虚阳亢证所致的原发性高脂血症。症见头晕痛胀，口干，烦躁易怒，肢麻，腰酸，舌红少苔，脉细。	温开水送服。一次3粒，一日3次。	医保
	脂康颗粒	滋阴清肝，活血通络。	用于肝肾阴虚挟瘀之高脂血症，症见头晕或胀或痛，耳鸣眼花，腰膝酸软，手足心热，胸闷，口干，大便干结。	开水冲服。一次1袋，一日2次，8周为一疗程。	医保
	强力定眩片	降压，降脂，定眩。	用于高血压、动脉硬化、高脂血症以及上述诸病引起的头痛、头晕、目眩、耳鸣、失眠等症。	口服。一次4～6片，一日3次。	医保

痛 风

痛风是一组嘌呤代谢障碍所致血尿酸增高疾病。临床表现为无症状高尿酸血症、急性痛风性关节炎、间歇性发作或慢性痛风石性关节炎、痛风性肾病（急性尿酸性肾病、尿酸盐性间质性肾炎、肾结石）。

原发性痛风常有家族遗传史，发病年龄多在 30 岁以上，肥胖者、经济优裕者发病率高，发病率随年龄渐增，男女比例为 20：1。女性发病多因绝经后雌激素水平下降导致尿酸排泄减少而产生高尿酸血症。

根据临床表现，分为以下四期：

无症状高尿酸血症：仅有高尿酸血症而终生不出现临床症状，只有在发生关节炎时才称为"痛风"。只有 5%～12% 的高尿酸血症患者最终表现为痛风发作。血清尿酸盐浓度越高，时间越长，发生痛风的机会越多。

急性痛风性关节炎：是原发性痛风最常见的首发症状，起病急骤，多于半夜因剧痛而惊醒，数小时内发展至高峰，关节及周围软组织出现明显的红肿热痛，甚至不能忍受衣物的覆盖。半数以上首发于足踇趾的跖趾关节，其他易受累部位依次为踝、跟、膝、腕、指、肘等关节，肩、髋、脊椎等关节较少发病。大关节受累时可以出现关节渗液。可有体温升高、血沉增快、白细胞增高等。初次发作一般只影响单个关节，反复发作则受累关节增多，高嘌呤饮食、关节局部扭伤、受压、外科手术、过度疲劳、受寒、感染等都是诱发因素。急性期缓解之后，患者全无症状，称为"间歇期"。此期可持续数月或数年，偶有患者仅有一次单关节炎，以后不再发作，但大多数患者在一年内复发，且有越来越频繁发作的趋势，受累关节越来越多，引起慢性关节炎及关节畸形。

慢性痛风性关节炎及痛风石：随着急性发作次数的增多，尿酸盐在关节内外和其他组织中的沉积逐步加重，引起关节骨质侵蚀缺损及周围组织纤维化，关节僵硬畸形、活动受限。在慢性病变的基础上仍可有急性发作。

尿酸结晶可以沉积在关节附近肌腱、腱鞘、皮肤结缔组织中形成痛风石。常发生在耳轮、前臂伸面、第一跖趾关节、手指、肘部等部位，不发生于内脏、中枢神经系统。初起质软，渐硬如石，常使表皮菲薄而破溃成瘘管，并可使关节僵硬畸形或侵蚀骨质乃至骨折。

肾脏病变：痛风日久的患者约有 1/3 会出现肾脏损害。①痛风性肾病：尿酸盐结晶沉积于肾组织间出现间质性肾炎，起病隐匿，早期仅有间歇性蛋白尿，随着病情的发展而呈持续性，伴有肾浓缩功能受损时夜尿增多，晚期可发生肾功能不全；少数患者表现为急性肾衰竭。②急性尿酸性肾病：大量尿酸结晶广泛阻塞肾小管，导致尿路梗阻而产生急性肾功能衰竭症状。③尿路结石：20％～30％的原发性痛风患者会并发尿酸性尿路结石，有些病人早于关节炎的发作。继发性高尿酸血症尿路结石发生率更高。当结石引起梗阻时导致肾积水、肾盂肾炎、肾积脓或肾周围炎。

痛风的不同临床表现在中医也有相应的病证归属，如无症状高尿酸血症可能会表现为痰湿证、湿热证；痛风性关节炎则归于痹证；肾脏病变则可能散在于淋证、水肿、慢性肾衰等不同的病证中。

一、中医病因病机分析及常见证型

痛风多由于先天禀赋不足，后天饮食不节，嗜酒恣饮，过食肥甘厚味，日久伤及脾肾；或劳倦过度，情志过极，脾失健运，肝失疏泄；或年老体弱，致脾失健运，肾气不化，清浊失司，浊邪内生。

湿、热、痰、瘀胶结，流注于关节则关节肿痛，久则痰瘀浊毒附骨，痰浊瘀腐则见溃流脂浊，痰瘀胶固以致关节僵肿畸形。

阴虚内热或湿热化火，煎熬尿液，结为砂石，淤积水道；砂石刺破血络则见尿血。

本病以脾肾亏虚为本，湿热、痰浊、瘀血为标，临床以本虚标实证型多见。每遇劳倦过度、七情内伤、酗酒食伤、关节外伤或复感风寒，以致气血运行受阻，病症加重。

无症状性高尿酸血症常见证型：湿热蕴结证。

痛风性关节炎常见的证型：湿热蕴结证、风寒湿证、肝肾亏虚证。

二、辨证选择中成药

（一）高尿酸血症

湿热蕴结证

【临床表现】脘腹痞闷胀满，恶心呕吐口苦，纳呆厌食，肢体困重，口渴欲饮，心烦不安，尿黄，大便溏薄不爽，舌红，苔黄腻，脉滑数。

【辨证要点】脘腹痞胀，口苦厌食，肢体困重，尿溲黄，大便溏薄不爽，舌红，苔黄腻，脉滑数。

【病机简析】湿热蕴结则运化失司，气机受阻，升降失常，故见脘腹痞闷，恶心呕吐，纳呆，大便溏薄不爽。湿性重浊，故肢体困重。湿热下注故见尿黄。湿热伤津，传导失常，故见口渴欲饮。舌红，苔黄腻，脉滑数是湿热蕴结之象。

【治法】 清利湿热。

【辨证选药】 四妙丸。

药物中用苍术辛苦而温，芳香而燥，直达中州，为燥湿强脾之主药；黄柏苦寒下降入肝肾，直清下焦之湿热；薏苡仁祛湿热而利筋络，主润宗筋，独入阳明；牛膝活血通经，补肝肾，强筋骨，引药直达下焦而祛湿热。四药配合共同达到清利湿热的作用。

（二）痛风性关节炎

1. 湿热蕴结证

【临床表现】 下肢小关节卒然红肿热痛，拒按，触之局部灼热，得凉则舒。伴发热口渴，心烦不安，小便溲黄。舌红，苔黄腻，脉滑数。

【辨证要点】 下肢小关节卒然红肿热痛，拒按，触之局部灼热，得凉则舒。舌红，苔黄腻，脉滑数。

【病机简析】 感受风湿热邪，或风寒湿邪郁而化热，湿热壅滞经络，流注肢节，气血郁滞不通，致下肢小关节卒然红肿热痛，拒按，触之局部灼热；湿热壅盛，营卫郁滞失和，故见发热；湿热久郁，化燥伤津，故口渴，尿黄；邪热上扰于心，则见烦躁不安。舌质红，舌苔黄或黄腻，脉滑数，为湿热壅盛之象。

【治法】 清热利湿，活血通络止痛。

【辨证选药】 可选用痛风定胶囊（片）、湿热痹颗粒（胶囊、片）、当归拈痛丸、豨莶丸、豨桐丸（胶囊）、二妙丸、三妙丸、四妙丸等。

此类中成药常选用苍术、薏苡仁、黄柏等清热燥湿，秦艽通络止痛，当归、川牛膝等活血化瘀，豨莶草、臭梧桐祛风湿，辨证应用能取得较好的效果。

2. 风寒湿证

【临床表现】关节疼痛，固定不移，遇寒加重，得温痛减，或重浊疼痛，或麻木，或关节屈伸不利，或关节周围有结节，甚至关节变形，舌淡或舌暗，苔白或白腻，脉沉弦紧或沉滑。

【辨证要点】关节疼痛，固定不移，遇寒加重，得温痛减。

【病机简析】痛风日久，损伤人体阳气，寒自内生，而内寒易于导致外寒的侵袭，故出现关节疼痛，遇寒加重，得温痛减；寒邪凝滞故疼痛固定不移，湿邪黏腻故关节重浊疼痛；阳气不足，失于温煦，或气血津液凝结于关节周围，致关节周围有结节；舌淡或淡暗，苔白或白腻，脉沉弦紧或沉滑均是风寒湿之象。

【治法】祛风散寒除湿，舒筋活血，通利关节。

【辨证选药】祛风舒筋丸、追风丸、追风膏、骨刺丸、雪山金罗汉止痛涂膜剂。

此类药物应用防风、桂枝、麻黄、制草乌等祛风散寒，白附子、半夏、僵蚕、胆南星等祛风痰散结。

3. 肝肾亏虚证

【临床表现】痛风反复发作，或游走性疼痛，或酸楚重着，活动不利，腰脊酸痛，神疲乏力，头晕耳鸣，舌红少苔，脉弦细或细数。

【辨证要点】痛风反复发作，腰脊酸痛，神疲乏力，头晕耳鸣，舌红少苔，脉弦细或细数。

【病机简析】痛风迁延不愈，渐至肝肾亏虚，肢节失于气血温煦濡养，而出现关节疼痛，屈伸不利，变形；腰为肾之府，肾主骨生髓，精髓不足，故见腰膝酸软；肾主藏精，肾虚不能藏精，故阳痿遗精。

【治法】补益肝肾，强筋骨，清热利湿。

【辨证选药】可选用健步丸。

选用盐制龟板、熟地黄、牛膝、锁阳、当归补肾活血；干姜温里健脾；陈皮理气健脾，燥湿化痰；白芍、知母清热；黄柏燥湿。其中虎骨、羊肉不建议用。

三、用药注意

临床选药必须以辨证论治思想为指导，针对不同证型，选择与其相对证的药物，才能收到较为满意的疗效。对于具体药品的饮食禁忌、配伍禁忌、妊娠禁忌、证候禁忌、病证禁忌、特殊体质禁忌、特殊人群禁忌等，各药品具体内容中均有详细介绍，用药前务必仔细阅读。

附一

常用治疗高尿酸血症的中成药药品介绍

湿热蕴结证常用中成药药品四妙丸见下面内容。

常用治疗痛风性关节炎的中成药药品介绍

（一）湿热蕴结证常用中成药品种

四妙丸

【处方】苍术、盐黄柏、牛膝、薏苡仁。

【功能与主治】清热利湿。用于湿热下注所致痹病，症见足膝红肿，筋骨疼痛。

【用法与用量】口服。一次 6g，一日 2 次。

【禁忌】孕妇禁用。

【注意事项】

1．年老体弱者需在医生指导下服用。

2．虚寒痿证、带下、风寒湿痹等不宜服用。

【规格】每 15 粒重 1g。

【贮藏】密封。

【药理毒理】四妙丸具有一定的抗炎、镇痛作用。四妙丸浓缩液灌胃能显著抑制佐剂性关节炎大鼠 IL-1β、IL-6、TNF-α mRNA 的表达，改善足爪肿胀[1]。四妙散能明显抑制二甲苯致小鼠耳郭肿胀和醋酸所致的小鼠腹腔毛细血管通透性增高；对醋酸致小鼠扭体反应有明显的抑制作用，并提高小鼠热痛阈值[2]。

【临床报道】骆建平等[3]治疗 60 例痛风患者，治疗组 30 例口服四妙丸加味，对照组 30 例口服双氯芬酸钠、秋水仙碱，结果两组在治疗前后疼痛积分、尿酸及临床疗效，无统计学差异，说明四妙丸加味治疗痛风疗效与西药相当，且无明显副作用，经济实用。

【参考文献】

[1] 王晓玉，张晓兰，张丽，等．四妙丸对大鼠佐剂性关节炎作用机制的研究 [J]．中国中药杂志，2010，35（21）：2889-2892．

[2] 荆云，李卫林．四妙散抗炎镇痛作用的实验研究 [J]．河南中医学院学报，2008，23（02）：33-34．

[3] 骆建平，唐晨拳.四妙丸加味治疗痛风疗效观察 [J]. 辽宁中医药大学学报，2010，（11）：156-157.

痛风定胶囊（片）

【处方】 黄柏、秦艽、赤芍、车前子、延胡索、川牛膝、泽泻、土茯苓。

【功能与主治】 清热祛湿，活血通络止痛。用于关节红肿热痛，伴有发热，汗出不解，口渴，心烦，小便黄。痛风病见上述证候者。

【用法与用量】

胶囊：口服。一次 4 粒，一日 3 次，儿童酌减。

片剂：口服。一次 4 片，一日 3 次，儿童酌减。

【禁忌】 关节无红肿灼热者忌用。

【注意事项】

1．孕妇慎用。

2．服药后不宜立即饮茶。

3．服药期间宜饮食清淡，忌食肉类、鱼虾、豆类、油腻、辛辣之品，忌酒。

【规格】

胶囊：每粒装 0.4g。

片剂：每片重 0.4g。

【贮藏】 密封。

【药理毒理】 痛风定胶囊（片）具有一定的抗炎、镇痛作用。痛风定冲剂能显著抑制尿酸钠致大鼠踝关节肿胀；提高热板法疼痛模型小鼠痛阈值，抑制醋酸所致小鼠扭体痛反应，具有显著的抗炎、镇痛作用[1]。痛风定胶囊能够显著抑制急性痛风性膝关节炎家兔模型滑膜组织 IL-8、TNF-α 和 COX-2mRNA 的表达，对急性痛风性关节炎具有良好的治疗作用[2-3]。

【临床报道】

1．张雷钧[4] 将 105 例急性痛风性关节炎患者按随机单盲法分为治疗组 55 例，对照组 50 例，在服用别嘌呤醇的基础上治疗组加服痛风定胶囊，连续用药 2 个月后，治疗组总有效率高于对照组，其血尿酸和血沉均较对照组显著降低，说明痛风定胶囊合用别嘌呤醇等治疗急性痛风性关节炎有较好疗效。

2．汪燕舞等[5] 研究发现痛风定胶囊能显著降低高尿酸血症患者血尿酸、血清超敏 C 反应蛋白水平。

【参考文献】

[1] 张玉祥，王希，黄少斌．痛风定冲剂抗炎镇痛作用的实验研究 [J]．时珍国医国药，2006，（12）：2505-2596．

[2] 刘挺，刘元禄，高岱，等．痛风定胶囊对实验性骨膜组织 IL-8 和 TNF-α 影响的研究 [J]．中国中医骨伤科杂志，2005，13（1）：24-26．

[3] 高岱，刘元禄，刘挺，等．中汇痛风定胶囊对急性痛风性膝关节炎家兔模型滑膜组织环氧化酶 2 影响的实验研究 [J]．中医正骨，2004，16（4）：6-7．

[4] 张雷钧．痛风定胶囊治疗急性痛风性关节炎临床观察 [J]．中国中医急症，2006，（08）：854-855．

[5] 汪燕舞，毕朝芳，陈智龙，等．痛风定胶囊对高尿酸血症患者血清超敏 C 反应蛋白的影响 [J]．湖北中医杂志，2010，32（9）：45-46．

湿热痹颗粒（胶囊、片）

【处方】 苍术、忍冬藤、地龙、连翘、黄柏、薏苡仁、防风、川牛膝、粉萆薢、桑枝、防己、威灵仙。

【功能与主治】 祛风除湿，清热消肿，通络定痛。用于湿热痹证，其症状为肌肉或关节红肿热痛，有沉重感，步履艰难，发热，口渴不欲饮，小便黄淡。

【用法与用量】

颗粒：温开水冲服。一次 5g，一日 3 次。

胶囊：口服。一次 4 粒，一日 3 次。

片剂：口服。一次 6 片，一日 3 次。

【禁忌】 孕妇慎用。

【注意事项】 忌烟、酒及辛辣、油腻食物。

【规格】

颗粒：每袋装 5g。

胶囊：每粒装 0.37g。

片剂：每片重 0.25g。

【贮藏】 密闭，防潮。

【药理毒理】 湿热痹颗粒（胶囊、片）具有一定的抗炎、镇痛作用。湿热痹颗粒能显著降低醋酸刺激所致的小鼠扭体反应次数、醋酸所致的小鼠腹腔毛细血管通透性、二甲苯所引起的耳郭肿胀，降低外周血白细胞数目，具有良好的镇痛抗炎作用[1]。

【参考文献】

[1] 辛增辉，季春，肖丹，等. 湿热痹颗粒镇痛抗炎作用的实验研究 [J]. 中药新药与临床药理，2009，（02）：123-126.

当归拈痛丸

【处方】当归、葛根、党参、苍术（炒）、升麻、苦参、泽泻、白术（炒）、知母、防风、羌活、黄芩、猪苓、茵陈、甘草。

【功能与主治】清热利湿，祛风止痛。用于风湿阻络，骨节疼痛，胸膈不利，或湿热下注，足胫红肿热痛，或溃破流脓水者，疮疡。

【用法与用量】口服。空腹温开水送服。成人一次9g，一日2次；7岁以上小孩服成人1/2量，3～7岁服成人1/3量。

【禁忌】对本品及其成分过敏者禁用。

【注意事项】

1. 不宜与附子、肉桂温热剂同用。

2. 服药期间，宜食用清淡易消化之品，忌食辛辣油腻之品。

3. 孕妇慎用，肾病患者慎用。

4. 关节无红肿灼热，腹部怕冷，便稀者不宜服用。

【规格】水丸剂，每18粒约1g。

【贮藏】密闭，防潮。

【药理毒理】当归拈痛丸具有一定的抗炎、减少尿酸生成、对肾组织保护等作用。

· **抗炎作用** 当归拈痛丸能显著降低尿酸钠致家兔痛风性关节炎模型关节组织中 6-K-PGF1α 水平，抑制 PGI_2 的合成和释放，还能减轻尿酸钠致大鼠急性足肿胀，具有抗炎的作用 [1-2]。

· **减少尿酸生成作用** 当归拈痛丸大剂量能降低高尿酸血症大鼠血清中黄嘌呤氧化酶水平，从而降低大鼠血尿酸水平 [3]。

· **对肾组织的保护作用** 当归拈痛丸中、小剂量能降低腺嘌吟＋乙胺丁醇法造成痛风性肾病模型大鼠血清中肌酐、尿素氮含量，并对肾组织有明显保护作用[4]。

【临床报道】沈维增等[5]治疗 70 例急性痛风性关节炎患者，治疗组予当归拈痛汤口服，对照组予秋水仙碱、塞来昔布口服，7 天后治疗组总有效率与对照组相近；治疗后两组患者的关节肿痛指数，血 IL-6、ESR、CRP 等炎症指标均明显下降；与对照组比较，当归拈痛汤治疗组血尿酸水平明显下降。

【参考文献】

[1] 王文娟，方改英，雒向宁，等．当归拈痛丸对尿酸钠致家兔痛风性关节炎模型关节组织中 6-K-PGF1α 的影响 [J]. 陕西中医学院学报，2008，31（4）：69-70.

[2] 王文娟，孙耀光，雒向宁，等．当归拈痛丸对尿酸钠致大鼠急性足肿胀的影响研究 [J]. 现代中医药，2008，28（6）：59-60.

[3] 王文娟，刘小会，孙耀光，等．当归拈痛丸对实验性高尿酸血症大鼠血尿酸及黄嘌呤氧化酶的影响 [J]. 现代中医药，2008，28（03）：69-70.

[4] 侯建平，王文娟，唐柳，等．当归拈痛丸对痛风性肾病模型大鼠痛风性肾病（Gout）的治疗作用 [J]. 中国中医基础医学杂志，2007，（12）：913-915.

[5] 沈维增，吕红梅，谢峥伟，等．当归拈痛汤治疗急性痛风性关节炎临床观察 [J]. 中国中医急症，2009，18（07）：1072-1074.

豨莶丸

【处方】豨莶草。

【功能与主治】清热祛湿，散风止痛。用于风湿热阻络所致的痹病，症见肢体麻木，腰膝酸软，筋骨无力，关节疼痛；亦用于半身不遂，风疹湿疮。

【用法与用量】口服。成人一次1丸，一日2～3次。

【注意事项】

1. 风药终燥，脾肾两虚、阴血不足者，不宜服用。

2. 忌食猪肝、羊血、番薯。

3. 避风寒湿邪，忌辛辣油腻之品。

【规格】蜜丸剂，每丸9g。

【贮藏】密闭。

【药理毒理】豨莶丸主要成分豨莶草具有抗炎、抗血栓、促进微循环血流恢复的作用。

· **抗炎** 酒蒸豨莶草嫩茎叶对家兔骨关节炎关节液中 IL-1β、IL-6 具有明显降低作用[1]。

· **抗血栓** 豨莶草抗血栓组分能降低血瘀动物血小板的最大聚集率，升高血小板的 cAMP/cGMP 比值，降低血中 TXB_2，具有一定的抗血栓作用[2]。

· **促进微循环血流恢复** 豨莶草溶液及复方丹参注射液对小鼠肠系膜微循环障碍后血流恢复有显著作用，两者促进微循环血流恢复作用相当[3]。

【参考文献】

[1] 胡慧华. 豨莶丸的配方优化及治疗实验性膝骨性关节炎的药效、机理探讨 [D]. 北京中医药大学，2005.

[2] 孟倩超，金若敏，王聪，等. 豨莶草抗血栓组分对血小板聚集的影响 [J]. 上海中医药杂志，2008，42（05）：89-91.

[3] 蒋林，林启云，谢金鲜. 豨莶草药理实验研究 [J]. 广西中医学院，1990，（04）：44-46.

豨桐丸（胶囊）

【处方】豨莶草、臭梧桐叶。

【功能与主治】清热祛湿，散风止痛。多用于治疗风湿热痹，症见关节红肿热痛；风湿性关节炎见上述证候者。

【用法与用量】

水丸：口服。一次 10 粒，一日 3 次。

胶囊：口服。一次 2～3 粒，一日 3 次。

【注意事项】

1．本品性味苦寒，寒湿痹病不宜服用。

2．忌同时食用猪肝、羊肉、羊血、山芋。

3．服药期间忌食辛辣、油腻之品，以免助湿生热；饮食宜清淡，宜忌酒。

【规格】

水丸：每 10 粒重 1.6g。

胶囊：（1）每粒装 0.25g；（2）每粒装 0.4g。

【贮藏】密闭。

二妙丸

【处方】苍术（炒）、黄柏（炒）。

【功能与主治】燥湿清热。用于湿热下注，足膝红肿热痛，下肢丹毒，白带，阴囊湿痒。

【用法与用量】口服。一次 6～9g，一日 2 次。

【禁忌】对本品过敏者禁用。

【注意事项】

1．服药期间，宜食用清淡易消化之品，忌食辛辣油腻之品。

2．关节无红肿灼热，腹部怕冷，便稀者不宜服用。

3．孕妇慎用。

4．高血压、心脏病、肝病、糖尿病、肾病等慢性病严重者慎用。

5．过敏体质者慎用。

【规格】每 100 粒重 6g。

【贮藏】密封。

【药理毒理】二妙丸具有一定的抗炎、镇痛、降尿酸作用。二妙丸系列方能显著降低小鼠耳郭肿胀度，减少醋酸致小鼠扭体次数，降低高尿酸血症小鼠血中的尿酸水平[1]。

【参考文献】

[1] 朱晓勤，尹莲，徐立，等．二妙丸系列类方有效部位群药效学比较研究 [J]．中医药导报，2008，14（02）：12-15.

三妙丸

【处方】苍术（炒）、牛膝、黄柏（炒）。

【功能与主治】燥湿清热。用于湿热下注所致痹病，症见足膝红肿，下肢沉重，小便黄少。

【用法与用量】口服。一次 6 ~ 9g，一日 2 ~ 3 次。

【注意事项】

1．关节无红肿灼热，腹部怕冷，便稀者不宜服用。

2．孕妇慎用。

3. 服药期间，宜食用清淡易消化之品，忌食辛辣油腻之品。

【规格】 每 100 粒重 6g。

【贮藏】 密封。

【药理毒理】 三妙丸具有一定的抗炎作用。小檗碱是三妙丸的有效成分之一，具有抗炎消肿的作用，牛膝有促进三妙丸中有效成分小檗碱向关节尤其是足关节组织分布的作用[1]。

【临床报道】 陆建中等[2]用三妙丸治疗原发性痛风 30 例，总有效率 100%，血清尿酸恢复正常水平时间 7 ~ 14 天，白细胞计数均在 3 天内降至正常。

【参考文献】

[1] 孙备，吕凌，陆忠祥，等.三妙丸中牛膝引药作用的机理研究 [J].时珍国医国药，2009（04）：859-861.

[2] 陆建中，吴敏.三妙丸加味治疗原发性痛风 30 例 [J].江苏中医，1998，19（11）：31.

（二）风寒湿证常用中成药品种

祛风舒筋丸

【处方】 防风、麻黄、桂枝、威灵仙、制川乌、制草乌、苍术（炒）、茯苓、木瓜、秦艽、骨碎补（炒）、牛膝、甘草、海风藤、青风藤、穿山龙、老鹳草、茄根。

【功能与主治】 祛风散寒，除湿活络。用于风寒湿痹阻所致的痹病，症见关节疼痛，局部畏恶风寒，屈伸不利，四肢麻木，腰腿疼痛。

【用法与用量】 口服。一次 1 丸，一日 2 次。

【注意事项】 孕妇慎用。

【规格】 蜜丸，每丸 7g。

【贮藏】 密闭。

追风丸

【处方】 荆芥、防风、白芷、桂枝、川乌（制）、草乌（制）、续断、白芍、白附子（制）、僵蚕（炒）、胆南星、法半夏、地龙（肉）、雄黄、石膏、甘草、川芎、当归。

【功能与主治】 舒筋活血，祛风化痰。用于筋骨软弱，手足麻木，腰背疼痛，行走艰难。

【用法与用量】 口服。一次 1 丸，一日 2 次。

【禁忌】 孕妇禁用。

【注意事项】 按定量服用，不宜多服，体弱者慎服。

【规格】 蜜丸剂。每丸重 9g。

【贮藏】 密闭，防潮。

追风膏

【处方】 麻黄、独活、羌活、藁本、木瓜、生川乌、生草乌、防风、白芷、荆芥、当归、川芎、香加皮、赤芍、柴胡、牛膝、杜仲、枳壳、香附、桂枝、高良姜、连翘、陈皮、地黄、大黄、小茴香、肉桂、木香、乳香、没药。

【功能与主治】 追风散寒，舒筋活血。用于受风受寒，筋骨疼痛，四肢麻木，腰酸腿软，手足拘挛，肩背疼痛，行步艰难。

【用法与用量】 外用。加热软化，贴于患处。

【注意事项】

1．孕妇慎用。

2．高血压、心脏病、肝病、糖尿病、肾病等慢性病严重者慎用。

3．过敏体质者慎用。

【规格】 黑膏药。每张 21g。

【贮藏】 密闭，防潮。

骨刺丸

【处方】 制川乌、制草乌、天南星（制）、秦艽、白芷、当归、甘草、薏苡仁（炒）、穿山龙、绵萆、红花、徐长卿。

【功能与主治】 祛风止痛。用于骨质增生，风湿性关节炎，风湿痛。

【用法与用量】 口服。一次 30 粒（6g），一日 2～3 次。

【禁忌】 孕妇禁用。

【注意事项】

1．本品温热，湿热痹证不宜服用。

2．肾病患者慎用。

3．由于本品中含有毒性药物成分，应在医师指导下使用，不可过量服用。

【规格】 每 100 粒重 20g。

【贮藏】 密闭，防潮。

雪山金罗汉止痛涂膜剂

【处方】 虎杖、伸筋草、三角风、香樟根、飞龙掌血、大血藤、茯苓、泽泻、透骨香、牡丹皮、山茱萸、山药、淀粉。

【功能与主治】 活血，消肿，止痛。用于急慢性扭挫伤，风湿性关节炎，类风湿关节炎，痛风，肩周炎，骨质增生所致的肢体关节疼痛肿胀以及神经性头痛。

【用法与用量】 涂在患处。一日3次。

【禁忌】 皮肤破损处禁用。孕妇禁用。本品为外用药，禁止内服。对本品过敏者禁用。

【注意事项】

1．切勿接触眼睛、口腔等黏膜处。本品不宜长期或大面积使用。

2．儿童、年老体弱者应在医师指导下使用。

3．用药3天症状无缓解，应去医院就诊。

4．过敏体质者慎用。

【规格】 每瓶装45ml。

【贮藏】 密封。

（三）肝肾亏虚证常用中成药品种

健步丸

【处方】 盐制知母、盐制黄柏、熟地黄、制龟板、当归、酒白芍、牛膝、锁阳、陈皮（盐炙）、干姜、羊肉、豹骨（制）。

【功能与主治】 补肝肾，强筋骨。用于肝肾不足，腰膝酸软，下肢痿弱，步履艰难。

【用法与用量】 口服。淡盐汤或温开水送服。一次1丸，一日2次。

【禁忌】孕妇禁用。对本品过敏者禁用。

【注意事项】

1．感冒发热病人不宜服用。

2．有高血压、心脏病、肝病、糖尿病、肾病等慢性病严重者应在医师指导下服用。

3．忌同时服用不易消化食物。

4．服药 4 周症状无缓解，应去医院就诊。

5．过敏体质者慎用。

【规格】蜜丸剂，每丸重 9g。

【贮藏】密封。

【临床报道】汪荣盛对于痛风肝肾阴虚型治以滋补肝肾，通痹和络，方用健步丸合大补阴丸加减，取得较好效果[1]。

【参考文献】

[1] 汪荣盛，何东仪．浅谈痛风的中西医结合治疗 [J]．中国中西医结合杂志，2011，31（04）：465.

附二

治疗痛风的常用中成药简表

适宜证型	药物名称	功能	主治病证	用法用量	备注
湿热蕴结证	四妙丸	清热利湿。	用于湿热下注所致痹病，症见足膝红肿，筋骨疼痛。	口服。一次 6g，一日 2 次。	药典，医保
	痛风定胶囊（片）	清热祛湿，活血通络止痛。	用于关节红肿热痛，伴有发热，汗出不解，口渴，心烦，小便黄。痛风病见上述证候者。	胶囊：口服。一次 4 粒，一日 3 次。儿童酌减。片剂：口服。一次 4 片，一日 3 次。儿童酌减。	胶囊：药典，医保 片剂：医保

适宜证型	药物名称	功能	主治病证	用法用量	备注
湿热蕴结证	湿热痹颗粒（胶囊、片）	祛风除湿，清热消肿，通络定痛。	用于湿热痹证，其症状为肌肉或关节红肿热痛，有沉重感，步履艰难，发热，口渴不欲饮，小便黄淡。	颗粒剂：温开水冲服。一次5g，一日3次。胶囊：口服。一次4粒，一日3次。片剂：口服。一次6片，一日3次。	颗粒：医保 胶囊：医保 片剂：医保
	当归拈痛丸	清热利湿，祛风止痛。	用于风湿阻络，骨节疼痛，胸膈不利，或湿热下注，足胫红肿热痛，或溃破流脓水者，疮疡。	口服。空腹温开水送服。成人一次9g，一日2次。7岁以上小孩服成人1/2量，3～7岁服成人1/3量。	药典
	豨莶丸	清热祛湿，散风止痛。	用于风湿热阻络所致的痹病，症见肢体麻木，腰膝酸软，筋骨无力，关节疼痛；亦用于半身不遂，风疹湿疮。	口服。成人一次1丸，一日2～3次。	药典
	豨桐丸（胶囊）	清热祛湿，散风止痛。	多用于治疗风湿热痹，症见关节红肿热痛；风湿性关节炎见上述候者。	水丸：口服。一次10粒，一日3次。胶囊：口服。一次2～3粒，一日3次。	水丸：药典 胶囊：药典
	二妙丸	燥湿清热。	用于湿热下注，足膝红肿热痛，下肢丹毒，白带，阴囊湿痒。	口服。一次6～9g，一日2次。	药典，医保
	三妙丸	燥湿清热。	用于湿热下注所致痹病，症见足膝红肿，下肢沉重，小便黄少。	口服。一次6～9g，一日2～3次。	药典
风寒湿证	祛风舒筋丸	祛风散寒，除湿活络。	用于风寒湿痹阻所致的痹病，症见关节疼痛，局部畏恶风寒，屈伸不利，四肢麻木，腰腿疼痛。	口服。一次1丸，一日2次。	药典

适宜证型	药物名称	功能	主治病证	用法用量	备注
风寒湿证	追风丸	舒筋活血，祛风化痰。	用于筋骨软弱，手足麻木，腰背疼痛，行走艰难。	口服。一次1丸，一日2次。	
	追风膏	追风散寒，舒筋活血。	用于受风受寒，筋骨疼痛，四肢麻木，腰酸腿软，手足拘挛，肩背疼痛，行步艰难。	外用。加热软化，贴于患处。	
	骨刺丸	祛风止痛。	用于骨质增生，风湿性关节炎，风湿痛。	口服。一次30粒（6g），一日2～3次。	药典，医保
	雪山金罗汉止痛涂膜剂	活血，消肿，止痛。	用于急慢性扭挫伤，风湿性关节炎，类风湿关节炎，痛风，肩周炎，骨质增生所致的肢体关节疼痛肿胀，以及神经性头痛。	涂在患处，一日3次。	
肝肾亏虚证	健步丸	补肝肾，强筋骨。	用于肝肾不足，腰膝酸软，下肢痿弱，步履艰难。	口服。淡盐汤或温开水送服。一次1丸，一日2次。	药典

图书在版编目（CIP）数据

常见病中成药临床合理使用丛书. 内分泌科分册 / 张伯礼，高学敏主编；杨晓晖分册主编. —北京：华夏出版社，2015.10
ISBN 978-7-5080-8349-0

Ⅰ.①常… Ⅱ.①张… ②高… ③杨… Ⅲ.①内分泌病－常见病－中成药－用药法 Ⅳ.①R286

中国版本图书馆 CIP 数据核字(2014)第 304371 号

内分泌科分册

主　　编	杨晓晖	
责任编辑	梁学超	
出版发行	华夏出版社	
经　　销	新华书店	
印　　刷	三河市少明印务有限公司	
装　　订	三河市少明印务有限公司	
版　　次	2015 年 10 月北京第 1 版	
	2015 年 10 月北京第 1 次印刷	
开　　本	880×1230　　1/32 开	
印　　张	4.5	
字　　数	101 千字	
定　　价	18.00 元	

华夏出版社　　地址：北京市东直门外香河园北里 4 号　　邮编：100028
网址:www.hxph.com.cn　　电话：（010）64663331（转）
若发现本版图书有印装质量问题，请与我社营销中心联系调换。